Diva A. Magalhães
André L. R. Barbosa

Gabapentina reverte colite independente dos endocanabinoídes

Jalles A. Batista
Diva A. Magalhães
André L. R. Barbosa

Gabapentina reverte colite independente dos endocanabinoídes

Gabapentina reverte parâmetros inflamatórios e o estresse oxidativo independente da via endocanabinóide durante a colite

Novas Edições Acadêmicas

Imprint

Any brand names and product names mentioned in this book are subject to trademark, brand or patent protection and are trademarks or registered trademarks of their respective holders. The use of brand names, product names, common names, trade names, product descriptions etc. even without a particular marking in this work is in no way to be construed to mean that such names may be regarded as unrestricted in respect of trademark and brand protection legislation and could thus be used by anyone.

Cover image: www.ingimage.com

Publisher:
Novas Edições Acadêmicas
is a trademark of
International Book Market Service Ltd., member of OmniScriptum Publishing Group
17 Meldrum Street, Beau Bassin 71504, Mauritius

ISBN: 978-620-2-03594-1

"Mudastes o meu pranto em dança,
a minha veste de lamento em veste de alegria,
para que o meu coração cante louvores a ti e não se cale.
Senhor, meu Deus,
eu te darei graças para sempre."

Salmos 30: 11-12

AGRADECIMENTOS

À **Deus** pela minha vida, saúde, por me ensinar a ser um ser humano melhor e me mostrar sempre o caminho certo a trilhar e por me conceder a oportunidade de chegar até aqui. Sem Ele eu nada seria.

À minha família, em especial a meus pais João da Cruz Batista e Adalvení Arruda Batista, por constituírem minha base em amor, caráter e pelas diversas vezes em que me ajudou e me apoiou nesta caminhada. Às meus irmãos Járades e Jades pois, a seu modo, sempre confiaram em meu trabalho. Obrigado por acreditarem em mim. Às minhas queridas avós Antônia e Aurelinda (*in memória*) por tanto cuidado e amor.

À minha esposa, Marina R Amorim, pela cumplicidade e apoio. Pela dedicação, paciência, companheirismo, amizade, compreensão, alegria e amor que me foram dados durante essa etapa da minha vida. Não tenho palavras para expressar a minha gratidão. Obrigado por incentivar o meu sonho.

Aos meus amigos, Roosevelt Delano, William José e Antonio de Pádua N Neto, pela amizade incomparável que construímos e se fortificou em meio a momentos de alegria e dificuldades e sempre que preciso estão à disposição.

Aos membros do Laboratório de Fisio-Farmacologia Experimental (LAFFEX) em especial àqueles que me ajudaram nos experimentos de forma direta ou indireta: Diva Magalhães, Stefany Almeida, Nayonara Dutra, Cynthia Maria, José Victor, Ieda Figueira, Lauanda Rodrigues, Beatriz Melo e José Júnior.

Ao meu orientador, Prof. Dr. André Luiz dos Reis Barbosa, pela oportunidade concedida, pelos conhecimentos, conselhos e por acreditar no meu potencial. Seu apoio e confiança foram essenciais para que eu chegasse até aqui e tudo que aprendi com o Sr. hoje me abre muitas portas pra buscar um futuro melhor.

Aos meus amigos de turma de mestrado: Antonio, Rafael, Nathália, Larissa, Gele, Oscar, Breno, Michel, Geovanni e João Victor. Obrigado pelos momentos que vivemos juntos, a companhia, amizade e apoio nas horas difíceis e de desespero.

Aos colaboradores do Laphis, especialmente Professor Daniel Vasconcelos. Aos professores e alunos do Laffeg (UFC) pela contribuição a este trabalho.

A todos aqueles que torceram por mim e que de uma maneira ou de outra contribuíram para a realização deste trabalho.

Muito obrigado.

RESUMO

A doença inflamatória intestinal (DII) compreende um espectro de doenças que se caracterizam por uma inflamação crônica do trato gastrointestinal (TGI) sem uma causa ou patógeno específico. A gabapentina (GBP) é um fármaco anticonvulsivante, mas estudos prévios mostram que ela é eficiente em reduzir danos inflamatórios gástricos e diminuir o processo inflamatório agudo. Durante as colites há aumento de substâncias que atuam na via dos endocanabinóides, que são importantes para a proteção do cólon durante o desenvolvimento do processo inflamatório intestinal. Assim, este trabalho objetiva analisar o efeito anti-inflamatório da GBP na colite induzida por ácido acético (AA) em camundongos e observar se este mecanismo de ação se dá pela via farmacológica dos endocanabinóides. Foram usados camundongos *swiss* machos (25–30 g), divididos em grupos de 6 animais. A indução da colite foi realizada utilizando AA (6%, 200 μL) e tratados via intra peritoneal (i.p.) com GBP nas doses de 0,1; 0,3; 1,0 mg/kg ou dexametasona (2 mg/kg, subcutânea – s.c.) com 17 h ou 17:30 h após a indução da colite, respectivamente. Após isso, foram realizados ensaios experimentais para bloquear a ação dos receptores endocanabinóide CB1 e CB2 utilizando seus antagonistas AM 251 (3 mg/kg, i.p.) e AM 630 (1 mg/kg, i.p.), respectivamente. Após 18 h da indução da colite os animais foram eutanasiados e uma amostra de 5 cm do cólon foi retirada para avaliação dos escores macroscópicos e microscópicos de lesão, peso úmido e análises bioquímicas onde foram verificados a atividade da enzima mieloperoxidase (MPO), níveis de glutationa (GSH) e malonildialdeído (MDA). Os grupos de animais que receberam apenas AA intracolônico demonstrou um maior aumento do número de lesões inflamatórias intestinais apresentando aumento dos parâmetros inflamatórios macro e microscópicos, além de apresentar aumento significativo do peso úmido do cólon e da concentração de MPO no tecido intestinal, bem como apresentaram redução da formação de GSH e aumento nos níveis de MDA e citocina IL1- β quando comparado ao grupo salina. O tratamento com a GBP na concentração de 1,0 mg/kg apresentou uma redução da lesão intestinal de forma significativa por diminuir a atividade da enzima MPO e dos marcadores de estresse oxidativo *in vivo* e citocina (IL1- β) quando comparado ao grupo AA. Ainda foi visto que o bloqueio dos receptores endocanabinóides não teve influência na redução da inflamação do cólon do intestino pela GBP após avaliar os parâmetros macro e microscópico de lesão, peso úmido, na atividade da enzima MPO, níveis de GSH, MDA e IL1- β quando comparado ao grupo GBP. Os resultados mostram que o AA foi eficaz em induzir a retocolite ulcerativa (RCU); que a GBP reduz a inflamação no cólon causada pelo AA, porém, seu efeito é provavelmente independente da via dos receptores endocanabinóides, não sendo estes envolvidos na redução do efeito inflamatório da RCU induzida experimentalmente, mostrando que esta via não representa uma alternativa terapêutica promissora para pacientes com RCU.

Palavras-chave: Anti-inflamatório. Retocolite ulcerativa. Inflamação. Intestino.

ABSTRACT

Inflammatory bowel disease (IBD) comprises a spectrum of diseases characterized by chronic inflammation of the gastrointestinal tract (GIT) without a specific cause or pathogen. Gabapentin (GBP) is an anticonvulsant drug, but previous studies have shown that it is effective in reducing gastric inflammatory damage and decreasing the acute inflammatory process. During colitis there is an increase in substances that act in the pathway of endocannabinoids, which are important for the protection of the colon during the development of inflammatory bowel process. Thus, this work aims to analyze the anti-inflammatory effect of GBP on acetic acid (AA) -induced colitis in mice and to observe whether this mechanism of action occurs through the pharmacological pathway of endocannabinoids. Male swiss mice (25-30 g) were divided into groups of 6 animals. Colitis induction was performed using AA (6%, 200 µL) and treated intraperitoneally (i.p.) with GBP at doses of 0.1; 0.3; 1.0 mg / kg or dexamethasone (2 mg / kg, subcutaneous - s.c.) at 17 h or 17:30 h after induction of colitis, respectively. After that, experimental trials were performed to block the action of endocannabinoid receptors using their antagonists AM 251 (3 mg / kg, i.p.) and AM 630 (1 mg / kg, i.p.), respectively. After 18 h of colitis induction the animals were euthanized and a 5 cm sample of the colon was removed for assessment of macroscopic and microscopic lesion, wet weight and biochemical analyzes where the activity of the myeloperoxidase enzyme (MPO), levels of Glutathione (GSH) and malonildialdehyde (MDA). The groups of animals that received only intracolonic AA showed a greater increase in the number of inflammatory bowel lesions presenting an increase in the macro and microscopic inflammatory parameters, besides presenting a significant increase of the humid weight of the colon and the concentration of MPO in the intestinal tissue, as well as presented Reduction of GSH formation and increased levels of MDA and IL-1 cytokine when compared to saline group, whereas treatment with 1.0 mg / kg GBP showed a significant reduction of intestinal damage by decreasing MPO enzyme activity and markers of oxidative stress in vivo and cytokine (IL-β) when compared to AA group. It was also observed that endocannabinoid receptor blockade had no influence on the reduction of intestinal colon inflammation by GBP after assessing macro and microscopic parameters of injury, wet weight, MPO enzyme activity, GSH, MDA and IL-1 levels When compared to the GBP group. Results show that AA was effective in inducing ulcerative colitis (RCU); However, its effect is independent of the endocannabinoid receptor pathway and is not involved in reducing the inflammatory effect of experimentally-induced RCU, showing that this pathway is not a promising therapeutic alternative for patients with RCU.

Keywords: Anti-inflammatory. Ulcerative colitis. Inflammation. Intestine.

LISTA DE FIGURAS

LISTA DE TABELAS

LISTA DE SIGLAS E ABREVIATURAS

AA – Ácido acético;

AINES – Anti-inflamatórios não esteroidais;

ANOVA – Análise de variância estatística;

CB1 – Canabonóide tipo 1

CB2 – Canabinóide tipo 2

CEEA – Comitê de Ética em Experimentação Animal;

COBEA – Colégio Brasileiro de Experimentação Animal;

COX-1 – Cicloxigenase tipo 1;

COX-2 – Cicloxigenase tipo 2;

DC – Doença de Crohn;

DEXA – Dexametasona;

DIIs – Doenças Inflamatórias Intestinais;

DTNB – Ácido 5,5'-Ditiobis-(2-nitrobenzoico);

EDTA – Ácido Etilenomino-tetracético;

ELISA – Ensaio Imunoenzimático;

EROS – Espécies Reativas de Oxigênio

GBP – Gabapentina

GSH – Glutationa;

HTAB – Tampão de Hexadeciltrimetilamônio;

MDA – Ácido Malonildialdeido;

MPO – Mieloperoxidase;

NF-KB – Fator de ativação nuclear K;

NK – Célula Natural Killer;

PBS – Tampão Fosfato de Sódio;

RCU – Retocolite ulcerativa

TCA – Ácido Tricloroacético;

TGF-β – Fator de Transformação do Crescimento Beta;

TGI – Trato Gastrointestinal

TNBS – Trinitobenzeno Sulfônico

Th17 – Células T helper 17.

SUMÁRIO

1. INTRODUÇÃO

As Doenças Inflamatórias Intestinais (DII) referem-se a doenças autoimunes, as quais apresentam resposta imunológica inapropriada ou exacerbada e são caracterizadas por afecções sistêmicas inflamatórias crônicas, relacionadas principalmente ao trato gastrointestinal. As DII mais comuns são a Doença de Crohn (DC) e a Retocolite Ulcerativa1 (RCU), que incidem em todo o mundo e representam sério problema de saúde, uma vez que ocasionam recidivas frequentes e formas clínicas de alta gravidade, com repercussões importantes na qualidade de vida dos portadores (FERRAZ, 2015).

A incidência e a prevalência da doença inflamatória intestinal (DII) continuam a mudar em todo o mundo, e as taxas de DII aumentaram com o tempo. Embora as taxas mais altas sejam na América do Norte, Reino Unido, Europa do Norte e Austrália, sendo relatado nos países em desenvolvimento à medida que essas regiões se tornam mais industrializadas. Entretanto, fatores ambientais, tais como saneamento, dieta ou exposição microbiana, têm sido considerados como estando envolvidos (SHIVASHANKAR, 2017). Atualmente, 322 por 100.000 pessoas são diagnosticadas com doença de Crohn e até 505 por 100.000 pessoas são afetadas por colite ulcerativa em todo o mundo (MIKOCKA-WALUS, 2016).

A fisiopatologia das DIIs está associada principalmente à ativação inadequada do sistema imunitário intestinal e sistêmico, principalmente da ativação de células TCD4, com perfil Th1 e células Th17 que provocam uma reação de desequilíbrio entre as respostas pró-inflamatórias e anti-inflamatórias na mucosa gastrintestinal (AZIZA et al., 2008; WEBER; TURNER, 2007). Além disso, a produção e liberação de espécies reativas de oxigênio por estas células parece desempenhar um papel crucial na fisiopatologia da colite (SANDS, 2007).

A RCU é uma DII caracterizada pelo acometimento contínuo do tubo digestivo por um processo inflamatório restrito à mucosa colônica. Esta doença acomete o reto e extensões proximais variáveis do colo, cujas alterações inflamatórias superficiais atingem à mucosa e submucosas, resultando em cripitites e abcessos nas cristas intestinais (KHOR, 2011). A infiltração de polimorfonucleados é considerada como a lesão primária e central da colite, a qual é geralmente seguida pela perda do epitélio, perda de células caliciformes e dano da cripta (PILE et al., 2012).

A GBP (ácido 1-aminometil-ciclohexanoacético) é um aminoácido isomorfo estrutural do neurotransmissor GABA e do ácido amino endógeno L-leucina (Figura 1). Pertence à classe dos fármacos anticonvulsivantes, gera efeitos anti-hiperálgico e antinociceptivo (ORTIZ et. al, 2006). Além disso, liga-se aos receptores alfa2-delta (uma sub-unidade auxiliar de canais de cálcio dependentes da voltagem), no centro de tecidos do sistema nervoso central, reduzindo a despolarização induzida por influxo de cálcio e, assim, diminui a liberação de neurotransmissores excitatórios como o glutamato, aspartato, noradrenalina e substância P (HELTSLEY et. al, 2011).

Figura 1. Estrutura química da Gabapentina.

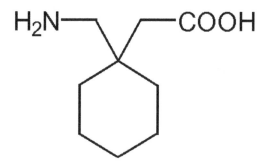

Estudos relatam sobre as funções e possíveis mecanismos da GBP, incluindo sua capacidade anti-inflamatória demonstrada pela diminuição do edema da pata induzido por carragenina, dextran, composto 48/80 e outros mediadores, como histamina, serotonina, PGE2 e bradicinina. Além de mostrar-se eficaz em reduzir os níveis de citocinas pró-inflamatórias (TNF-α e IL-1β), infiltração neutrofílica e estresse oxidativo, demonstrado pelo aumento dos níveis de GSH e diminuição da concentração de MDA em modelo de inflamação por edema de pata (JORDANA et al., 2014).

Márqueza (2008), afirma que em modelos experimentais de doenças inflamatórias no intestino em animais observa-se um aumento significativo da via dos endocanabinóides. E relata que nas DIIs ocorre um aumento da expressão de receptores CB1 no cólon e no íleo de humanos. Porém, a ativação de receptores canabinóides exerce um efeito inibidor na produção de citocinas específicas e na repitelização do cólon humano, já que estes são importantes para a manutenção da homeostase imune intestinal (IHENETU et al., 2003).

Apesar do grande número de medicamentos anti-inflamatórios disponíveis atualmente para o uso clínico, ainda não se encontra fármacos anti-inflamatórios com maior especificidade e reduzido efeitos adversos (JORDANA et al., 2014). Além disso, os que são usados atualmente causam muitos efeitos colaterais e a GBP, em doses baixas, não provoca nenhum efeito inespecífico (JORDANA et al., 2014), portanto, como não há relatos na literatura da ação da GBP utilizando ou não a via farmacológica dos canabinóides endógenos durante a retocolite ulcerativa, já que receptores desta via estão presentes na região do cólon do intestino (DUNCAN et al., 2005).

Estes fatos fornecem evidências para a realização deste trabalho, que objetiva analisar o efeito anti-inflamatório e o estresse oxidativo da GBP na retocolite ulcerativa induzida por ácido acético em camundongos e observar se este mecanismo de ação se dá pela via farmacológica dos endocanabinóides.

1.1 Intestino grosso: estrutura anatomofuncional

O intestino grosso é o segmento do trato gastrointestinal localizado entre o íleo e o canal anal. Inicia-se no ceco que contém a válvula íleo-cecal e o apêndice cecal. Progride cranialmente como cólon ascendente em direção ao fígado, onde angula medialmente formando o ângulo hepático. Desloca-se para a esquerda como cólon transverso até localização do baço, onde angula novamente no sentido caudal para formar o cólon descendente e sigmoides. Na porção final do cólon sigmoide tem-se uma alteração da camada muscular e uma dilatação do intestino grosso para formar o reto. Este último termina no canal anal (Figura 2) (BURLEIGH et al., 2000).

Figura 2. Estrutura anatômica do intestino grosso.

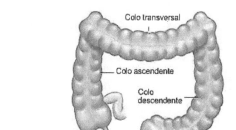

Fonte: Adaptado de Lima (2015).

Histologicamente, o intestino grosso não difere muito do restante do trato gastrointestinal. Apresenta uma camada mucosa com glândulas, uma submucosa com vasos e duas camadas musculares. A camada muscular interna é circular, e a extena é longitudinal. A musculatura longitudinal apresenta uma formação característica a partir do ceco, dispondo-se em três agregados musculares que percorrem todo o intestino grosso, fundindo-se no reto, para novamente formar uma única camada muscular longitudinal. A este agregado muscular dá-se o nome de tênia (ETTARH e CARR, 2000).

Sob o ponto de vista fisiológico, o intestino grosso é responsável pela formação e transporte das fezes, absorção de água e pelo metabolismo da uréia, amônia e de determinados hormônios e algumas vitaminas. Apresenta movimentos segmentares e de propulsão (FILLMANN, 2007). Assim como o restante do trato gastrointestinal, o intestino grosso também pode ser acometido por inúmeras doenças. Entre elas, a colite, enfermidade inflamatória que compromete principalmente a mucosa e que pode ser causada por agentes infecciosos, inflamatórios, tóxicos, medicamentosos e auto-imunes (FILLMANN, 2007).

1.2 Retocolite ulcerativa

Dentre as DIIs, tem-se a retoretocolite ulcerativa que envolve exclusivamente o reto e o cólon, sendo caracterizada por inflamação idiopática que ocorre normalmente na camada superficial da parede intestinal, na mucosa e submucosa, apresentando abcessos nas criptas, infiltração de leucócitos e eosinófilos e comumente ocorrendo ulcerações superficiais, edema, necrose no epitélio e hemorragia (ROBBINS, CONTRAN, 2012).

A RCU ocorre no mundo inteiro, porém a maioria dos casos da doença é registrada nos países desenvolvidos e tem aumentado continuamente na Europa Ocidental, Ásia e América de Sul. Estudos revelam que a prevalência da RCU na américa do Norte é de aproximadamente 10 a 200 casos por cem mil pessoas e na Europa é de 160 a 320 casos por cem mil habitantes (HARTMANN, 2012).

No Brasil, existem poucos estudos sobre os aspectos epidemiológicos sobre a RCU e a maioria desses estudos, apenas descreve as características clínicas e a frequência de internação hospitalar. Alguns dados do Ministério da Saúde mostram o número de internações dos pacientes portadores de enterocolites, incluindo a RCU. No Rio Grande do Sul, o número de internações é de aproximadamente 67 em todo o estado, sendo que a maioria dessas internações ocorrem em Porto Alegre com 16 internações (HARTMANN, 2012).

A inflamação tem um papel importante na patogênese da RCU, pois as substâncias oxidantes que participam do processo da inflamação podem causar lesões e destruições dos tecidos desencadeando um equilíbrio entre agressão e defesa caracterizando estresse oxidativo. Em alguns estudos comprovou-se a existência de alterações nos níveis oxidativos de biopsias de mucosas de cólon procedentes de pacientes com esta enfermidade (HALLIWEL e GUTTERIDGE, 2007). Assim, é importante a busca de agentes que atuem no combate a inflamação sem que causem nenhum efeito inespecífico ou muitos efeitos colaterais.

Os sintomas clínicos da RCU incluem crises de diarreia, com presença de sangue e secreção de muco, dor abdominal e perda de peso. Esses sintomas podem permanecer por tempo indeterminado: dias, semanas ou meses. Após esse intervalo, ocorre uma regressão com intervalo assintomático que pode perdurar por anos ou décadas até ocorrer uma recidiva da doença (ROSSIGNOL et al, 2012). A fase ativa da doença caracteriza-se por abcessos nas criptas e úlceras que se estendem até a camada muscular. Conforme a doença evolui para a fase crônica ocorre o rompimento das criptas para dentro da lâmina própria e da submucosa, assim difundindo o processo inflamatório por todo o tecido (XAVIER e PODOLSKY, 2007).

Por desconhecer a natureza do estímulo inicial, bem como os mecanismos exatos da patogênese (figura 3), o tratamento utilizado está dirigido basicamente a modulação farmacológica destas respostas inflamatórias e imunes constantes que escaparam ao controle dos mecanismos de defesa do indivíduo (PODOLSKY, 2007).

Figura 3. Interação entre os fatores que contribuem para a patogênese da colite

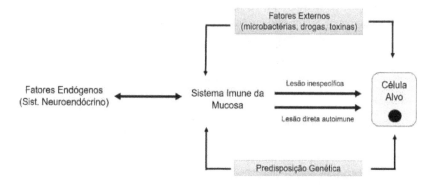

Fonte: Adaptado de Shanahan e Targan (1995).

Estudos demonstraram que a resposta imunológica na RCU é mediada principalmente pela ativação excessiva das células T helper 2, células natural killer (NK) e pelo aumento da produção das citocinas IL-4, IL-5 e IL-13 (GÁLVEZ, 2014). A barreira física do epitélio intestinal é complementada por um evoluído sistema imune inato de mucosa, que é composto por células prontas para realizar a defesa contra as incursões patogênicas e reduzir as respostas inflamatórias, a fim de manter um estado de hiporreatividade frente a bactérias comensais. As células dendríticas, macrófagos, células linfóides e neutrófilos são componentes celulares cruciais do sistema imune inato durante a infecção ou inflamação (BLASIUS, 2010).

Evidências sugerem ainda que a retocolite ulcerativa é caracterizada pelo aumento na liberação de mediadores inflamatórios como as citocinas TNF-α, IL-1β e IL-6 e espécies reativas de oxigênio produzidas a partir de neutrófilos e macrófagos ativados, que, por sua vez, conduzem a inflamação crônica, ulcerações e lesões na mucosa colônica (SADAR et al., 2016). O excesso de espécies reativas de oxigênio (EROs) causa danos oxidativos aos componentes celulares levando a progressão da inflamação e exacerbação do processo patológico da retocolite ulcerativa (ZHU & LI, 2012).

Sabe-se que citocinas pró-inflamatórias em excesso são capazes de lesar tecidos. Logo, há necessidade da modulação do processo inflamatório, que pode ser realizada pela resposta do tipo Th2, a qual é capaz de inibir paralelamente a resposta Th1, através do aumento da produção citocinas moduladoras, como IL-10, TGF-β e IL-13 (MALE, 2014). Mas também por IL-22, produzida por células do padrão Th17 e células Tγδ, por exemplo, cuja atividade protetora em diferentes modelos de colite demonstrou efeitos estimulantes sobre os processos antimicrobianos e reparadores (SAWA, 2011). Na retocolite ulcerativa a citocina anti-inflamatória IL-1β apresenta sua concentração aumentada. Essa citocina contribui para a migração celular e destruição da mucosa durante a inflamação intestinal (BAMIAS, et al., 2011).

A inflamação intestinal também é influenciada pela diminuição de citocinas anti-inflamatórias, como a IL-10 e TGF-β, colaborando para a progressão do processo inflamatório (HANAUER, 2006; PAUL, et al., 2012). De acordo com os dados na literatura, o aumento da expressão de citocinas pró inflamatórias, tais como TNF-α, IL-1β e IL-6 e uma deficiência na produção da citocina IL-10 são indicações de inflamação intestinal (LI & HE, 2004).

Além disso, a homeostase intestinal depende do equilíbrio entre agentes oxidantes e/ou redutores tais como os radicais livres, as espécies reativas de oxigênio e os mecanismos de antioxidantes, como os que envolvem as enzimas glutationa peroxidase e glutationa S-transferase (SCHROEDER, 2011). Este estado redox afeta muitas vias de transdução de sinais como a de NFkB e de AMP32 e, assim, contribui para sinalização intracelular, promovendo a produção de citocinas pró-inflamatórias e permitindo que haja a coordenação local da produção de quimiocina (DOLOWSCHIAK, 2010).

1.3 Modelos experimentais de doenças inflamatórias intestinais

Os modelos experimentais podem ser desenvolvidos de diferentes maneiras, uma vez que os riscos oriundos da pesquisa em humanos são grandes, sendo cada um classificado de acordo com suas características como em casos agudos e crônicos de colite e com formas diferentes de indução, por via oral ou retal, podendo ser tóxicas, imunomediadas, infecciosas e espontâneas (DE SMET, 2007).

Os modelos químicos de colite tem muitas semelhanças com a retoretocolite ulcerativa dos humanos. A colite nos modelos animais tem início definido e são caracterizadas pela desregulação de citocinas e tornaram-se ferramentas úteis para estudar a patologia das doenças com potencial para a caracterização da modulação imunológica e inflamatória na iniciação e perpetuação da patogênese da DII (SILVA, et al., 2013).

Os modelos experimentais de colite auxiliam na investigação de diferentes aspectos relacionados ao processo inflamatório do cólon. Grander et al (2007) recentemente demonstraram os mecanismos de recrutamento de leucócitos e plaquetas em camundongos através de videomicroscopia intravital, onde apresentaram uma análise histológica do intestino grosso de ratos submetidos à colite experimental com dextran e álcool.

O aspecto clínico da DII humana é extremamente heterogêneo, fato também refletido pelo crescente número de linhagens de camundongos transgênicos que exibem traços intestinais de DII e a inviabilidade de cobrir a complexidade desta doença em um único modelo. No entanto, quando escolhidos adequadamente, esses modelos fornecem ideias inestimáveis na fisiopatologia da DII e representam grandes ferramentas para o teste pré-clínico de novas estratégias terapêuticas (Wirtz e Neurath, 2007; Elson et al., 2005).

Dada a sua ação rápida e o seu procedimento direto, os modelos de inflamação induzidos quimicamente, principalmente sulfato de dextran de sódio (DSS) e colite induzida pelo ácido 2,4,6-trinitrobenzenossulfônico (TNBS), são os modelos mais comumente usados de inflamação intestinal. Como com todos os modelos animais, DSS e TNBS têm limitações, no entanto eles se assemelham a diferentes e importantes aspectos da DII humana (GADALETA, 2017).

O protocolo de indução de colite por DSS é um modelo crônico, realizado em camundongos, via administração cíclica de em água potável. Um protocolo de colite crônica induzida por DSS pode ser usado para imitar esta característica da DII. Os camundongos mostram susceptibilidade diferencial e responsividade à colite induzida pelo DSS, tornando o desempenho das experiências-piloto necessárias para otimizar a dosagem, o número de ciclos e a duração da exposição ao DSS. Frequentemente, os investigadores utilizam uma concentração mais elevada de DSS durante um período de tempo mais curto (por exemplo, DSS a 3,5% durante 5 dias) para o protocolo agudo, enquanto três ciclos de DSS a 2% (p / v) durante um período de tempo mais longo) com intervalos de 14 dias de administração de água entre os ciclos de DSS induzindo inflamação crónica (CHASSAING ET AL., 2014).

Outro modelo que descreve a indução de inflamação intestinal em ratos é a administração retal de ácido 2,4,6-trinitrobenzenossulfónico (TNBS). A susceptibilidade à colite induzida por TNBS varia significativamente entre as espécies de ratos, por conseguinte, é necessária a otimização da concentração de TNBS administrada. Uma vez que a gravidade da doença pode ser variável, deve ser utilizado um número suficiente de animais em cada grupo de tratamento estudado (como em todos os modelos animais) (GADALETA, 2017).

O modelo TNBS foi inicialmente desenvolvido em ratos (Morris et al., 1989). O etanol é necessário para quebrar a barreira mucosa, enquanto TNBS haptenizes colônico autólogo ou microbiota proteínas, tornando-os imunogênicos. As células T CD4 + demonstraram desempenhar um papel central na colite por TNBS crônica, por conseguinte, este modelo é útil para estudar respostas imunitárias da mucosa dependentes de células T auxiliares. Uma característica interessante do modelo TNBS é que a inflamação do cólon é persistente, provavelmente porque as células imunitárias efetoras ativadas por TNBS reagem cruzadamente com antígenos mucosais ubíquos e assim continuam a ser estimuladas mesmo após as proteínas trinitrofenil (TNP) terem desaparecido. Este modelo químico de inflamação parece assemelhar-se à doença de Crohn, porque envolve a inflamação mediada por Th1 mediada por IL-12 (GADALETA, 2017).

Outro modelo de indução tóxica se dá pelo ácido acético e este tem sido muito utilizado pela praticidade e apresentação aguda da doença. Existem vários métodos de administração do ácido acético: (1) aplicação tópica na serosa; (2) injeção intraluminal através de ceco previamente isolado e lavado com uma solução tamponada (3) instilação em um segmento colônico exteriorizado por duas colostomias ou (4) através de enemas por cateter introduzido de 3,0 a 8,0 cm da borda anal (AMARAL et al, 2001). As concentrações e os volumes de ácido acético variam de 4 a 50% e de 1,0 a 2,0 mL respectivamente enquanto os tempos de permanência do ácido também variam de segundos até horas. A concentração utilizada determina a intensidade das lesões observadas. As lesões apresentam-se mais intensas, tanto macro como microscopicamente, na primeira semana apresentando recuperação praticamente completa ao final da segunda semana (ZAHAVI et al, 2000).

Embora seja um modelo claramente tóxico, é provável que a resposta inflamatória resultante seja devida ao produto do influxo de conteúdo luminal para a lâmina própria decorrente da destruição das células epiteliais com perda da barreira epitelial entre as células imunológicas da lâmina própria e os antígenos do lúmen (TANNAHILL et al, 2001).

Como a colite induzida é precoce e aguda, é possível sua utilização no estudo desta fase da doença a fim de investigar qual ou quais componentes da doença inflamatória intestinal são produtos de um componente inflamatório agudo, bem como avaliar a eficácia farmacológica de novas drogas nesta fase da doença (AMARAL et al, 2001), como foi observado em um estudo realizado por Amaral et al, (2001) onde ele verificou a eficácia da ciclosporina no tratamento de retocolite ulcerativa induzida por ácido acético, tendo como parâmetros de avaliação as alterações macro e microscópicas da mucosa colônica, bem como as modificações no peso, ingesta alimentar e características das fezes.

1.4 Gabapentina (GBP)

A Gabapentina foi licenciada pela Food and Drug Administration (FDA) em 1993 como um tratamento adjuvante para convulsões parciais em pessoas com mais de 12 anos. Foi posteriormente descoberto que tinha propriedades analgésicas e licenciado pela FDA para uso em neuralgia pós-herpética em 2004 (HOUGHTON, 2017). No mesmo ano, a pregabalina, um análogo estrutural da gabapentina, foi licenciada para o tratamento da dor neuropática e como adjuvante no tratamento da epilepsia. Desde então, a pregabalina tem sido licenciada para tratar o transtorno de ansiedade generalizada. A gabapentina tem uma longa história de prescrição não prescrita (GONZÁLEZ-BUENO, 2015). Entre 1998 e 2000, Um estudo envolvendo 105 pacientes que foram prescritos gabapentina descobriu que algumas dessas indicações foram para doenças psiquiátricas, incluindo transtorno bipolar (10% de todas as prescrições no estudo) e transtornos de ansiedade. Apesar da prescrição prevalente de gabapentina para doenças psiquiátricas abrangendo mais de 20 anos, tem havido investigação limitada sobre a sua eficácia para tais distúrbios (HOUGHTON, 2017).

A gabapentina foi inicialmente projetada para ser estruturalmente semelhante ao neurotransmissor ácido γ-aminobutírico (GABA). Destinado a ser um fármaco antiespasmódico que agiria sobre os receptores GABA e possuía propriedades GABAérgicas (LOTARSK, 2014). De fato, a gabapentina não se liga aos receptores GABA pois se liga a subunidade α2δ de canais de cálcio voltagem dependentes e há evidências de que suas propriedades antiepilépticas e analgésicas estão diretamente relacionadas à sua interação do canal de cálcio. Os canais de cálcio dependentes de tensão estão atualmente sendo investigados como alvo para novos fármacos a serem utilizados no tratamento do transtorno bipolar (HOUGHTON, 2017).

Dias et al (2014) apresentou novos ensaios sobre as funções e os possíveis mecanismos da GBP, incluindo a sua capacidade anti-inflamatória demonstrada pela diminuição do edema de pata induzido por Cg, dextran (Dxt), composto 48/80 e induzida por vários mediadores, como a histamina (Hist), serotonina (5-HT) , PGE2, e bradicinina (BK), os níveis de citocinas pró-inflamatórias (TNF-a e IL-1), a infiltração de neutrófilos, e a sua capacidade anti-oxidante demonstrado pelo aumento nos níveis de GSH e diminuição da concentração de MDA.

Os dados da literatura mostram que a GBP também pode reverter os danos inflamatórios gástricos induzido por indometacina e etanol e levantam a hipótese de que o efeito anti-inflamatório da GBP parece ser mediado pela inibição da infiltração de neutrófilos no local inflamatório, bem como pela inibição da liberação ou atividade de mediadores inflamatórios (DIAS et al., 2014). Um outro estudo revelou que a GBP inibiu as respostas inflamatórias agudas que ocorrem na inflamação gástrica induzida por indometacina em ratos e no edema da pata induzido por carragenina (ABDEL-SALAM e SLEEM, 2009).

1.5 Ação do sistema endocanabinóide na mucosa colônica

Os canabinóides são constituintes biologicamente ativos da marijuana (*Cannabis sativa*), que milenarmente tem sido utilizada devido as suas propriedades psicoativas (TANASESCU et al., 2010). Porém, estudos mostram sua ação antinociceptiva, anti-inflamatória no tratamento de uma ampla variedade de distúrbios que afetam o trato gastrintestinal, desde infecções entéricas a condições inflamatórias, incluindo as DIIs, distúrbios de motilidade, vômito e dor abdominal (IZZO e COUTTS et al., 2005). O estudo do mecanismo de ação dos canabinóides permitiu a identificação do seu sistema de sinalização celular que incluem seus ligantes e receptores endógenos que estão sujeitos a modulação por agonistas canabinóides naturais e sintéticos (KLEIN et al., 2003).

Os dois receptores canabinóides descritos são o receptor canabinóide tipo I (CB1) e o receptor canabinóide tipo II (CB2). Esses dois receptores são pertencentes à superfamília de receptores acoplados a proteína G. A ativação desses receptores por meio de seus dois agonistas, como por exemplo, a anandamida e o 2-AG, leva a uma diminuição na produção de AMPc por inibição da enzima adenilato ciclase. Isso produz um fechamento dos canais de cálcio sensíveis à voltagem a uma abertura dos canais de potássio. A abertura dos canais de potássio diminui a excitabilidade neuronal e consequentemente aumenta o limiar de dor no terminal nociceptivo. (CARNEY et al., 2009)

A distribuição dos receptores do sistema endocanabinóide no organismo é bastante variada. O receptor CB1 pode ser encontrado no sistema nervoso central e em tecidos periféricos, como, tecido hepático, útero, próstata e em terminações nervosas pré-sinápticas. O receptor CB2 pode ser encontrado no baço, gânglios das raízes dorsais de nervos espinhais, neurônios sensoriais, em tecidos periféricos e nas células do sistema imune (GUINDON et al., 2009).

Vários estudos vêm propondo a associação dos efeitos dos canabinóides com atividades anti-inflamatórias e imunomoduladoras (BERDYSHEV et al., 2000; CROXFORD et al., 2005; MASSI et al., 2006).

Os receptores canabinóides tem uma distribuição distinta no TGI, sendo largamente distribuído no sistema entérico (DUNCAN et al., 2005). Ambos os receptores CB1 e CB2 foram localizados por estudos de imunohistoquímica em todas as classes funcionais de neurônios entéricos, fibras nervosas e terminais do sistema nervoso entérico. O receptor CB1 é encontrado nas fibras nervosas ao longo da parede do intestino, com maior densidade nos dois plexos ganglionares, o mioentérico e plexo submucoso do sistema nervoso entérico (DUNCAN et. al., 2005; WRIGHT et. al., 2008), além de estar presente em neurônios que expressam acetiltransferase e substância P, sugerindo sua presença em neurônios motores excitatórios (KULKARNI-NARLA & BROWN et al., 2000; COUTTS et al., 2002).

Os estudos *in vitro* têm destacado a importância de ambos receptores CB1 e CB2 na modulação de processos inflamatórios. Existem evidências de que os canabinóides promovem a cicatrização de feridas epiteliais de modo semelhante à ação do receptor CB1 no cólon humano (WRIGHT et al., 2005). Porém, de acordo com Ihenetu et al. (2003), foi verificado que a ativação do receptor CB2 exerceu um efeito inibidor na produção de interleucina 8 (IL-8) e na repitelização do cólon humano, que são reconhecidas por exercer uma grande influência sobre a manutenção da homeostase imune intestinal.

1.6 Correlação de efeitos entre a gabapentina e do sistema endocanabinóide

A ação da GBP na resposta inflamatória é descrita na literatura mostrando que está possui um significativo efeito antiinflamatório e anti-edematogênico a injeção de carragenina subplantar por reduzir parâmetros inflamatórios. Além disso, os achados deste estudo também indicam que a gabapentina tem um efeito protetor no trato gastrintestinal, mostrando que as lesões agudas na mucosa induzidas por etanol no rato diminuíram de uma forma dependente da dose como resultado da administração concomitante. Ainda foi visto que a gabapentina aumentou a secreção de ácido gástrico em ratos, indicando que é improvável que as suas propriedades protetoras da mucosa gástrica incluam um efeito no ácido gástrico (ABDEL-SALAM et al, 2009).

Além dos efeitos da GBP, existe ainda outros mecanismo de ação que podem atuar na resposta inflamatória no trato gastrintestinal, dentre eles está a via do sistema endocanabinóide que está envolvida em processos patofisiológicos como, na dor, inflamação, apetite, reprodução e sistema cardiovascular (KLEIN et al, 2003). Vários modelos de indução de retocolite ulcerativa em animais mostraram a expressão aumentada dos receptores CB1.

Izzo et al. (2003) mostraram um aumento da expressão destes receptores no plexo mientérico do jejuno de murino após inflamação intestinal. Por sua vez, Massa et al. (2004) mostraram que após a indução da colite por Trinitrobenzeno sulfônico (TNBS) em ratos, a expressão de CB1 foi aumentada. Além disso, os animais com uma deficiência genética do receptor CB1 e tratados com antagonista CB1 (SR141716) desenvolveram uma colite mais severa (MASSA et al, 2004).

Também tem sido mostrado que a utilização de agonistas de receptores canabinóides CB2 em certas linhas de células epiteliais do cólon inibe a formação e liberação de IL-8, o que reforça a hipótese de que CB2 tem efeito anti-inflamatório (IHENETU et al, 2003). Estes receptores estão fracamente expresso no epitélio intestinal normal, mas são muito evidentes na membrana apical das margens ulceradas na doença inflamatória do intestino.

Assim, o aumento da expressão destes receptores expressas pelas células imunes, desempenham um papel importante na inibição da inflamação e na recuperação da homeostase imune reduzida após o estímulo inflamatório. Em suma, os endocanabinóides regulam positivamente a inflamação intestinal, por agir na diminuição da resposta inflamatória à agressão (LUNN et al, 2006).

De fato, o envolvimento do sistema endocanabinóide e da gabapentina em vários processos fisiológicos e patológicos despertou o interesse de grupos de estudo para a investigação e desenvolvimento de novas moléculas que tenham como alvo os diferentes membros deste sistema e portanto que modulem o mecanismo (endo) canabinóide.

2. OBJETIVOS

2.1 OBJETIVO GERAL

Avaliar a atividade anti-inflamatória da GBP na colite induzida por ácido acético em camundongos e verificar se este mecanismo de ação é dependente da via dos endocanabinóides.

2.2 OBJETIVOS ESPECÍFICOS

➤ Analisar a interação entre a GBP e os receptores endocanabinóides sobre o peso úmido do cólon na colite experimental induzida por ácido acético em camundongos;

➤ Averiguar o efeito da GBP e a participação dos receptores endocanabinóides sobre os parâmetros macroscópicos e microscópicos no cólon de camundongos na colite experimental induzida por ácido acético;

➤ Avaliar a ação da GBP e a participação dos receptores endocanabinóides na atividade da enzima mieloperoxidase (MPO) na colite em camundongo;

➤ Avaliar a ação da GBP e a participação dos receptores endocanabinóides nos indicadores de estresse oxidativo, no cólon de camundongos;

3. METODOLOGIA

3.1 Drogas e reagentes

Ácido acético (AA), foi adquirido da empresa *"Sigma-Aldrich, Brasil"*. AM251 e AM630 foi adquiridos a partir de Tocris. Tampão PBS, solução salina ou DMSO serão utilizados para soluções de veículo. AM251 e AM630 foi dissolvidos em 4% de dimetil sulfóxido (DMSO) (Sigma, St. Louis, MO, EUA). Todos os outros produtos químicos e reagentes eram de grau analítico e obtidos a partir de fornecedores comerciais padrão.

3.2 Animais

Foram utilizados 270 camundongos (variedade Swiss) pesando entre 25 e 30 gramas, de ambos os sexos, provenientes do Biotério de Manutenção de Animais Destinados a Experimentação do Departamento de Morfofisiologia Veterinária-CCA/UFPI. Os animais foram mantidos em gaiolas e acondicionados no laboratório com temperatura controlada de 22 ± 2°C, em ciclo de 12 h claro/12 h escuro, com livre acesso a ração (dieta padrão) e água *ad bilitum*. Todos tratamentos e protocolos experimentais realizados foram conduzidos de acordo com as diretrizes do Instituto Nacional de Saúde (Bethesda, MD, EUA). Todos os esforços foram feitos para minimizar o sofrimento dos animais.

3.3 Considerações éticas

Os procedimentos e protocolos experimentais usados nesse estudo foram aprovados pelo Comitê de Ética em Experimentação Animal (CEEA) da Universidade Federal do Piauí (Protocolo n° 083/15) (ver anexo 1). Todos os procedimentos e cuidados foram conduzidos em estrito acordo com as normas internacionalmente aceitas para utilização de animais em projetos de pesquisa e do COBEA (Colégio Brasileiro de Experimentação Animal).

3.4 Protocolo de indução da colite por ácido acético em camundongos

A indução da colite foi descrita por Guazelli et al., (2013) com modificações descritas a seguir. Os animais foram mantidos em jejum durante 15 horas e para o processo de indução da colite foram anestesiados com Quetamina (80 mg/kg) e Xilazina (10 mg/kg). Após a lavagem do cólon com 100 μL de solução salina, foi administrado uma única dose (introduzindo 3 centímetros via retal) intracólon de solução aquosa de AA a 6% no volume de 200 μL, com uma sonda uretral de polietileno.

Após 18h da indução da colite por ácido acético os animais foram eutanasiados com uma dose letal de Quetamina (240 mg/kg) e Xilazina (30 mg/kg). Logo em seguida foi realizada análise dos parâmetros inflamatórios utilizando amostras do tecido do cólon para: avaliação dos parâmetros macroscópicos, peso úmido e microscópicos do cólon e análises bioquímicas (MPO, GSH, MDA).

3.5 Avaliação do efeito anti-inflamatório da Gabapentina (GBP) no curso da colite induzida por ácido acético

Para avaliar o efeito anti-inflamatório da GBP, foi realizado um ensaio experimental para definição da melhor dose, onde os animais, em número de 6, foram dividido em 6 grupos descritos a seguir: grupo controle negativo, os animais receberam intracólon uma solução salina (200 μL); grupo controle da atividade inflamatória, recebeu somente ácido acético a 6% intracólon; grupo controle da atividade anti-inflamatória, recebeu ácido acético a 6% + dexametasona (2,0 mg/kg); grupo que recebeu ácido acético a 6% + GBP (0,1 mg/kg), grupo que recebeu 6% + GBP (0,3 mg/kg), e grupo que recebeu 6% + GBP (1,0 mg/kg) (Figura 4).

Após 18h da indução da colite os animais foram eutanasiados (Figura 4) e em seguida retirada amostras do cólon para análise dos parâmetros inflamatórios e utilizado a melhor dose da GBP, a partir da avaliação destes parâmetros, para análises bioquímicas.

Figura 4. Representação esquemática do protocolo experimental de indução da colite por ácido acético.

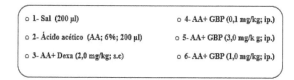

Melhor concentração da GBP

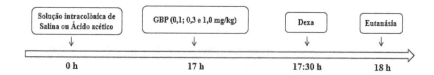

Fonte: Adaptado de Guazelli (2013).

3.6 Avaliação da participação do sistema endocanabinóide na ação anti-inflamatória da GBP no curso da colite induzida por ácido acético

Para avaliar o efeito anti-inflamatório da GBP e a possível participação do sistema canabinóide foram utilizados os antagonistas do receptor canabinóide CB1 (AM 251) e CB2 (AM 630). A colite foi induzida por ácido acético (6%, 200 μL), divididos em 6 grupos contendo 6 animais, descrito a seguir: grupo controle negativo, os animais receberam intracólon uma solução salina (200 μL); grupo que recebeu somente AA 6% intracólon; grupo que recebeu AA 6% e foram tratados 17h após a indução da colite com a melhor dose da GBP (1,0 mg/kg); grupos que foram tratados 17h e 30 minutos após a indução da colite com Dexa (2,0 mg/kg), AM 251 (3 mg/kg; i.p., solúvel em DMSO a 4%), AM 630 (1,0 mg/kg; i.p., solúvel em DMSO a 4%); e o grupo que recebeu somente DMSO a 4% (i.p.) (Figura 5). Depois de 18h estes grupos de animais foram eutanasiados e em seguida retirada amostras do cólon para análise dos parâmetros inflamatórios e bioquímicos.

Figura 5. Representação esquemática do protocolo experimental de indução da colite por ácido acético avaliando a participação do sistema endocanabinóide.

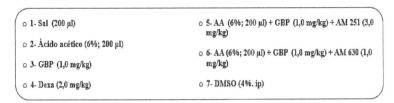

```
o 1- Sal (200 μl)                    o 5- AA (6%; 200 μl) + GBP (1,0 mg/kg) + AM 251 (3,0
                                          mg/kg)
o 2- Ácido acético (6%; 200 μl)
                                     o 6- AA (6%; 200 μl) + GBP (1,0 mg/kg) + AM 630 (1,0
o 3- GBP (1,0 mg/kg)                      mg/kg)

o 4- Dexa (2,0 mg/kg)                o 7- DMSO (4%. ip)
```

Bloqueio do receptor canabinóide

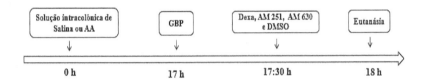

Solução intracolônica de Saltina ou AA	GBP	Dexa, AM 251, AM 630 e DMSO	Eutanásia
↓	↓	↓	↓

| 0 h | 17 h | 17:30 h | 18 h |

Fonte: Adaptado de Guazelli (2013).

3.7 Avaliação dos escores macroscópicos de lesão nos animais sem ou com colite induzida por ácido acético

Os animais foram eutanasiados pela utilização de uma dose letal de Quetamina (240mg/kg) combinado com Xilazina (30mg/kg) de acordo com a dose anestésica utilizada por Guazelli et al., (2013). Em seguida, foi realizada uma incisão mediana com abertura na cavidade peritoneal. Após a identificação do cólon, foi isolado uma extensão de 5 cm do intestino dos animais. A peça foi aberta longitudinalmente, lavada com soro fisiológico e distendida sobre uma superfície plana para a avaliação dos escores macroscópicos seguindo a técnica descrita por Morris (1989), conforme mostra a tabela 1.

31

Tabela 1. Avaliação dos escores macroscópicos das lesões intestinais de animais com e sem colite induzida por ácido acético.

Critério	Escore
Aparência normal	0
Hiperemia local sem úlceras	1
Ulceração sem hiperemia ou espessamento da parede colônica	2
Ulceração com inflamação em um sítio	3
Ulceração / inflamação em dois ou mais sítios	4
Lesão principal estendendo-se por 1 cm ao longo do cólon	5
Área de lesão > 2 cm ao longo do comprimento do cólon. A quantificação é aumentanda em 1 para cada centímetro adicional.	6 – 10

Fonte: Morris (1989).

3.8 Mensuração do peso úmido do cólon dos animais nos animais sem ou com colite induzida por ácido acético

Os segmentos distais do cólon foram seccionados, medindo 5 cm, a fim de determinar o peso do cólon. Os resultados foram expressos em percentagem de aumento de peso do cólon (g), em comparação com um grupo controle normal, sem colite.

3.9 Avaliação dos escores microscópicos de lesão nos animais sem ou com colite induzida por ácido acético

Os segmentos intestinais foram fixados em solução de formaldeído tamponado com fosfatos a 10% (pH=7), lavadas e submetidas a desidratação gradual crescente com soluções alcóolicas ascendentes de 30%, 50%, 70%, 90% em intervalos de 1h cada e por fim no álcool absoluto (100%) por uma hora e meia. O processo de diafanização foi feito em xilol II por 45 minutos e em xilol I por mais 45 minutos, inclusão em parafina líquida para banho I durante 20 minutos a 80°C e parafina líquida para inclusão II a 80°C. Quando derretida e resfriada a parafina, essa foi aparada em um bloco e cortada com lâmina de aço pelo micrótomo (*LUPETEC®*, MRP 09). A desparafinização foi feita com xilol II por 7 minutos e mais 3 minutos com xilol I.

Em seguida foi feita a hidratação com álcool absoluto (100%) por 7 minutos, álcool 90%, 75%, 50%, 30% em intervalos de 2 minutos cada, água destilada I e água destilada II por dois minutos cada. A coloração foi feita com hematoxilina por 1 minutos, banho em água corrente por 3,5 minutos, seguido da coloração com eosina por 2,5 minutos e banho em água corrente por 3 minutos. Foi secado em temperatura ambiente e seguido para a montagem das lâminas para visualização em microscópio de luz (*NOVA®*). Foram obtidas uma lâmina para cada animal, totalizando 6 lâminas por grupo. Em seguida, um histopatologista de forma randomizada avaliou a severidade da colite pela técnica descrita por Appleyard & Wallace (1995) de acordo com a tabela 2.

Tabela 2. Avaliação dos escores microscópicos das lesões intestinais de animais com e sem colite induzida por ácido acético.

Critério	Escore
Perda da arquitetura da mucosa	0 – 3
Infiltração celular	0 – 3
Espessamento da camada muscular	0 – 3
Formação de abscesso em cripta	0 – 1
Ausência de células caliciformes	0 – 1

Fonte: Appleyard e Wallace (1995).

3.10 Análises Bioquímicas

3.10.1 Ensaio de Mieloperoxidase (MPO) na mucosa intestinal em camundongos no curso da colite induzida por ácido acético

Para mensurar a concentração dessa enzima, foram retiradas amostras do cólon dos animais e colocados num tampão (NaCl $0,1$ M + EDTA $0,015$ M/L de NaPO$_4$ $0,02$ M em pH $4,7$). Posteriormente, foram homogeneizados num Polytron (13000 rpm) e centrifugado a 15 minutos (3000 rpm) em uma centrifuga refrigerada ($4°C$). Em seguida, o sobrenadante foi retirado e o precipitado, novamente foi centrifugado nas mesmas condições e no mesmo tampão. O sobrenadante foi, mais uma vez, retirado e, então, o precipitado foi homogeneizado novamente (Polytron - 13000 rpm) em um outro tampão (HTAB ($0,05$%)/200 ml de NaPO$_4$ $0,05$M). Posteriormente, o homegenato foi centrifugado a 10000-20000 rpm por 15 minutos. Finalmente, o sobrenadante foi pipetado numa placa (5-10 μl) e foram acrescentados nessa placa 45 μl de NaPO$_4$ $0,08$M junto com a solução de leitura (TMB 25μl + H$_2$O$_2$ 100 μl). A reação foi terminada com o acréscimo de H$_2$SO$_4$ 50 μl (4M) e lida em um leitor de placa a 450 nm. O resultado foi expresso como UMPO/mg de tecido (BRADLEY et al., 1982).

3.10.2 Dosagem dos níveis de malondialdeído (MDA) na mucosa intestinal em camundongos no curso da colite induzida por ácido acético

Fragmentos da mucosa intestinal foram homogeneizados com KCl gelado 1.15% para o preparo de 10% de homogenato. Meio mililitro (0.25ml) desse homogenato foi pipetado dentro de um tubo de centrífuga de 10 ml. Foi acrescentado a esse homogenato $1,5$ ml de H$_3$PO$_4$ (1%) e $0,5$ ml de uma solução aquosa de ácido tiobarbitúrico aquoso (0.6%). Os tubos foram aquecidos por 45 minutos em um banho maria e a mistura reacional foi então resfriada em um banho de água gelada, seguida da adição de 2 ml de n-butanol. Os conteúdos foram misturados por 1 min. com um misturador "vortex", centrifugados a 1200 x g por 10 minutos e a absorbância da camada orgânica foi mensurada em 520 e 535nm. Os resultados foram expressos em mmol de MDA/g de tecido (MIHARA E UCHIYAMA, 1978).

3.10.3 Dosagem dos níveis de Glutationa (GSH) na mucosa intestinal em camundongos na colite induzida por ácido acético

Os fragmentos de tecido do cólon foram centrifugados a 1500 rpm por 15 min a 4°C. Na sequência, alíquotas de 400 µL do homogeneizado foram misturadas a 320 µL de água destilada e a 80 µL de ácido tricloroacético (TCA) a 50% para precipitação de proteínas. Este material foi, então novamente centrifugado a 3.000 rpm por 15 min a 4°C. A 400 µL do sobrenadante, adicionado em 800 µL de tampão Tris 0,4 M (pH 8.9) e 20 µL de DTNB (Reagente de Ellman) 0,01M. A mistura foi então agitada por 3 minutos e a absorbância foi lida a 412 nm em espectrofotômetro. Os resultados foram expressos em µg de NP-GSH/mL de tecido (SEDLAK e LINDSAY, 1968).

3.10.4 Determinação do nível de citocina (IL-1β) na mucosa intestinal em camundongos na colite induzida por ácido acético

Os fragmentos do intestino foram retirados dos animais para dosagem de citocina IL-1β. Esses fragmentos foram adicionados em um tampão inibidor de protease (500 µL de tampão para cada 100 mg de tecido) e depois processados em um homogeneizador de tecido e centrifugado a 3000 rpm a 4° C por 10 minutos. Posteriormente, o sobrenadante foi coletado e incubado com 2 µg/ml de anticorpo de captura (DuoSet - DY501) diluído em tampão de bicarbonato (pH 8.2), 100 µL por poço por 24 horas a 4 °C. A placa foi lavada com PBS -Tween 20 a 0,1%. A reação foi bloqueada com albumina bovina 1% diluída em tampão de lavagem, 100 µL por poço por 2 horas à temperatura ambiente. Depois a placa foi novamente lavada usando a mesma solução. Após a placa foi então incubada com a curva padrão da citocina (IL-1β) diluída em tampão de lavagem e com as amostras de tecido do intestino a serem dosadas, 100 µL por poço por 24 horas a 4 °C. A placa foi novamente lavada e depois incubada com o anticorpo biotinilado diluído de 1:1000 em tampão de lavagem contendo 1% de soro de carneiro por 1h à temperatura ambiente. Novamente a placa foi lavada e depois incubada com avidina peroxidase (SIGMA ALDRICH - A7419) diluída de 1:5000 em tampão de lavagem, 100 µL por poço por 15 minutos à temperatura ambiente. A placa foi então lavada e incubada com o-fenilenediamina diidrocloreto (OPD) em tampão, 100 μL por poço, no escuro à temperatura ambiente por um período que varia de 5 a 20 minutos dependendo da citocina. A reação foi parada com 150 μL por poço de H_2SO_4 1M. A intensidade da coloração foi medida em espectrofotômetro a 490 nm e os resultados foram expressos como média ± erro da quantidade de IL-1β e TNF-α em pg/ml (TAVARES-MURTA, et al., 2008).

3.11 Análise estatística

Os dados foram apresentados como a média (± EPM) de animais em cada grupo (n=6). Os testes estatísticos foram realizados no software *Graphpad Prism* (versão 6.0). A significância estatística das diferenças entre os grupos foi determinada por análise unidirecional da variância (ANOVA) seguida do teste comparações múltiplas de *Newman-Keuls* post-hoc. Os escores histológicos foram avaliados pelo teste não-paramétrico de Kruskal-Wallis seguido pelo teste de múltiplas comparações de Dunns. Para todos os testes foram considerados significativos valores de p<0,05.

4. RESULTADOS

4.1 GBP reverte escores macroscópicos de lesão independente dos endocanabinóides na colite induzida por ácido acético

Para avaliar o efeito anti-inflamatório da GBP e a participação dos receptores endocanabinóides durante este efeito na avaliação da lesão macroscópica, foram colhidas amostras intestinais após 18 h de indução da colite e a avaliação foi realizada de acordo com Morris et al. Os animais submetidos à colite por AA apresentaram aumento relevante ($p < 0,05$) na pontuação desses escores ($17,60 \pm 1,60$; $39,17 \pm 0,03$) (Figura 6; Figura 7B e 8B) em relação ao grupo salina ($0,57 \pm 0,20$; $0,209 \pm 0,108$) (Figura 5; Figura 6A e 7A). Os animais tratados 1 h antes do processo de eutanásia com GBP na dose de 1,0 mg/kg ($4,00 \pm 1,09$; $0,226 \pm 0,012$) (Figura 6; Figura 7E e 8D), apresentaram diminuição significativa dos escores macroscópicos de lesão em relação ao grupo AA. O bloqueio da via dos canabinóides realizada no grupos tratado com GBP (1,0 mg/kg) + antagonistas da via dos canabinóides AM 251 (3,0 mg/kg; $2,20 \pm 0,48$) (Figura 6; Figura 8E) e AM 630 (1,0 mg/kg; $3,16 \pm 0,65$) (Figura 6; Figura 8F), não demonstrou uma diferença significante nos escores macroscópicos de lesão quando comparados ao grupo GBP. O grupo tratado com o fármaco de referência anti-inflamatório, Dexa ($4,80 \pm 0,73$; $0,287 \pm 0,013$), teve diminuição significativa nos escores macroscópicos comparados ao grupo AA (Figura 6; Figura 7F e 8G).

Figura 6. Avaliação dos escores macroscópicos de lesão.

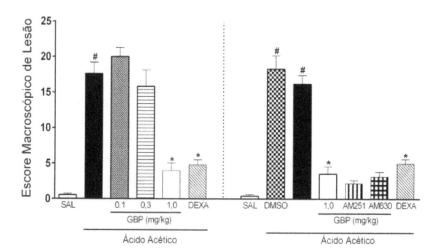

Os escores macroscópicos da lesão no cólon dos animais foram mensurados a partir dos critérios estabelecidos por Morris. Os animais receberam 1h antes da eutanásia GBP (0,1 mg/kg, i.p) GBP (0,3 mg/kg, i.p), GBP (1,0 mg/kg, i.p) e DEXA (2,0 mg/kg, i.p). O bloqueio da via endocanabinóide (AM251 e AM630) no grupo tratado com GBP não apresentou aumento significativo do escore macroscópico quando comparado ao grupo tratado apenas com GBP. Os resultados foram expressos como média ± EPM do somatório dos escores obtidos. #p < 0.05 vs o grupo salina, *p< 0.05 vs grupo ácido acético. A análise estatística foi realizada por meio do teste de variância ANOVA seguido pelo teste de Newman-Keuls.

Figura 7. Representação macroscópica do efeito da GBP na lesão intestinal induzida por ácido acético.

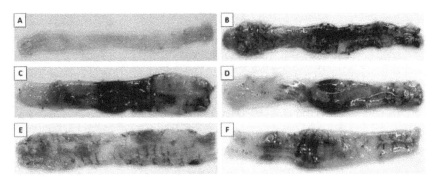

Imagens ilustrativas demonstrando macroscopicamente o intestino dos animais utilizados no ensaio experimental. Notar em A (salina), demonstrando aparência normal. Em B (AA) e C (GBP 0,1mg/kg), demonstram área de lesão maior que 2cm ao longo do comprimento do cólon. Em D (GBP 0,3mg/kg), demonstrando lesão estendendo-se por 1cm ao longo do cólon. Em E (GBP 1,0mg/kg) e F (DEXA), demonstram hiperemia local sem úlceras.

Figura 8. Representação macroscópica da interação entre a GBP e os endocanabinóides na lesão intestinal induzida por ácido acético.

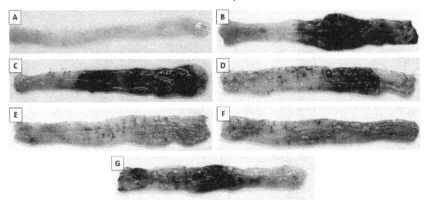

Imagens ilustrativas demonstrando macroscopicamente o intestino dos animais utilizados no ensaio experimental. Notar em A (salina), demonstrando aparência normal. Em B (AA) e C (DMSO), demonstram área de lesão maior que 2cm ao longo do comprimento do cólon. Em D (GBP 1,0mg/kg), E (AM 251), F (AM 630) e G (DEXA) demonstram hiperemia local sem úlceras.

4.2 GBP reverte peso úmido após lesão do cólon dos animais independente dos endocanabinóides na colite induzida por ácido acético

Observou-se aumento com significância estatística do peso úmido do cólon 18h após a indução de colite com AA (0,38 ± 0,02; 39,17 ± 0,03) quando comparado ao grupo salina (0,21 ± 0,008; 0,209 ± 0,108). Enquanto que houve um melhor efeito na redução do peso úmido do intestino nos animais tratados com GBP 1,0 mg/kg (0,215 ± 0,009; 0,226 ± 0,012 g/5/cm) e Dexa 2,0 mg/kg (0,287 ± 0,016; 0,287 ± 0,013 g/5/cm) quando comparados ao grupo AA (p<0,05). O bloqueio da via dos canabinóides realizada nos grupos tratado com GBP (1,0 mg/kg) + antagonista canabinóide AM 251 (3,0 mg/kg; 0,208 ± 0,008) e AM 630 (1,0 mg/kg; 0,235 ± 0,015), não demonstraram uma diferença significante no peso úmido quando comparados ao grupo GBP e a droga anti-inflamatória de referência (Dexa) (Figura 9).

Figura 9. Peso úmido dos cólons dos animais com ou sem colite.

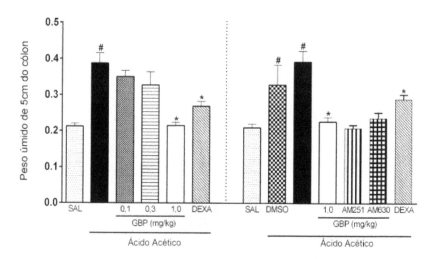

Na avaliação do peso úmido no cólon os animais receberam 1h antes da eutanásia GBP (0,1 mg/kg, i.p) GBP (0,3 mg/kg, i.p), GBP (1,0 mg/kg, i.p) e DEXA (2,0 mg/kg, i.p). O bloqueio da via endocanabinóide (AM251 e AM630) no grupo tratado com GBP não apresentou aumento significante no peso quando comparado ao grupo tratado apenas com GBP. Os resultados são expressos como média ± erro de 6 animais por grupo. #p < 0.05 vs o grupo salina, *p< 0.05 vs grupo ácido acético. A análise estatística foi realizada por meio do teste de variância ANOVA seguido pelo teste de Newman-Keuls.

4.3 GBP reverte escores microscópicos de lesão na mucosa intestinal na colite induzida por ácido acético

A análise histológica mostrou que os animais do grupo salina, apresentaram as pontuações mínimas de escores microscópicos para todos os parâmetros avaliados (Tabela 3; Figura 10A). Já os animais do grupo AA apresentaram significativa perda da arquitetura da mucosa 3,0 (3-3), intensa infiltração de células 3,0 (2-3), espessamento da camada muscular 3,0 (2-3), formação de abscessos em cripta 1 (1-1), e depleção de células caliciformes 1 (1-1), atingindo uma pontuação total de danos de 11 (9-11) (Tabela 3; Figura 10B). No grupo tratado com o GBP (1,0 mg/kg, i.p) observou-se uma significativa diminuição de importantes parâmetros avaliados, tais como, perda da arquitetura da mucosa 0 (0-1), infiltração de células 0 (0-1), espessamento da camada muscular 0 (0-1), formação de abscessos em cripta 0 (0-0), e depleção de células caliciformes 0 (0-0), atingindo uma pontuação total de danos de apenas 0 (0-3) (Tabela 3; Figura 10C). Esta diminuição das pontuações analisados equivale a uma redução significativa de danos no tecido do cólon. Da mesma forma, a dexa (2,0 mg/kg) também reduziu os escores microscópicos avaliados quando comparados com o grupo AA (Tabela 3; Figura 10D).

Tabela 3. Efeito da GBP sobre os critérios microscópicos de lesão intestinal provocada pela colite induzida por AA em camundongos.

Critérios	Média dos escores			
	SAL	AA	AA+GBP	AA+DEXA
Perda da arquitetura da mucosa	0 (0-0)	3,0 (3-3) #	0 (0-1)*	1,0 (0-1)
Infiltração celular	0 (0-0)	3,0 (2-3) #	0 (0-1)*	1,0 (0-1)
Espessamento muscular	0 (0-0)	3,0 (2-3) #	0 (0-1)*	1,0 (0-1)
Abcesso em cripta	0 (0-0)	1 (1-1) #	0 (0-0)*	0 (0-0)*
Depleção de células de caliciformes	0 (0-0)	1 (1-1) #	0 (0-0)*	0 (0-0)*
Escores totais de danos	0 (0-0)	11 (9-11) #	0 (0-3)*	3 (0-3)*

Escores de lesão histológica expressos como média ± erro (n = 5-6). Teste não paramétrico de Kruskal-Wallis seguido pelo teste de Dunn.

* P <0,05 quando comparado ao grupo controle (AA).
# P <0,05 quando comparado ao salina.

Figura 10. Dano Histológico.

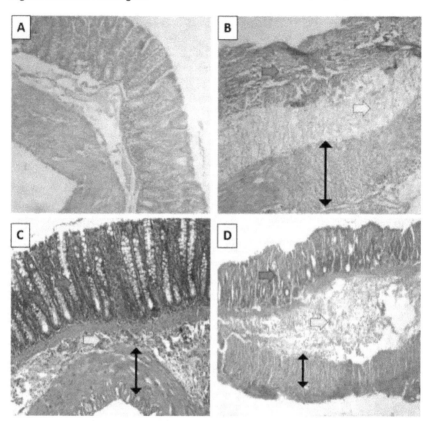

Microfotografia (200x, escala 50 µm) representando o efeito da GBP sobre os danos microscópicos da lesão intestinal provocado pela colite induzida por AA em camundongos. Intestino de um animal que recebeu apenas solução salina a 0,9% por via retal (A); intestino de um animal que recebeu apenas AA por via retal (grupo controle) (B); intestino de um animal com colite e tratado com GBP (1,0 mg/kg) (C); intestino de um animal com colite e tratado com dexametasona (2,0 mg/kg) (D). (Setas vermelha: arquitetura da mucosa (vilos e criptas); Setas amarela: Infiltração celular; Setas preta: espessamento muscular)

4.4 GBP reverte escores microscópicos de lesão na mucosa intestinal após lesão no cólon dos independente dos endocanabinóides na colite induzida por ácido acético

A análise histológica mostrou que os animais do grupo salina apresentaram as pontuações mínimas de escores microscópicos para todos os parâmetros avaliados (Tabela 4) e representado na microfotografia pela Figura 11A. Os animais do grupo DMSO e AA apresentaram significativa perda da arquitetura da mucosa 3,0 (3-3) e 3 (3-3), respectivamente; intensa infiltração de células 3,0 (2-3) e 3,0 (2-3), respectivamente; espessamento da camada muscular 3,0 (3-3) e 3,0 (3-3), respectivamente; formação de abscessos em cripta 1 (1-1) e 1 (1-1), respectivamente; depleção de células caliciformes 1 (1-1) e 1 (1-1), respectivamente; atingindo uma pontuação total de danos de 11 (10-11) e 11 (10-11), respectivamente; visto na Tabela 5 e representado pela figura 10B e C.

Nos grupos tratados com o GBP (1,0 mg/kg, i.p), GBP (1,0 mg/kg, i.p) + AM 251 (3,0 mg/kg) e GBP (1,0 mg/kg, i.p) + AM 630 (1,0 mg/kg), observou-se uma manutenção reduzida dos parâmetros avaliados, tais como, perda da arquitetura da mucosa 0 (0-1), 1,0 (1-2) e 1,2 (1-2), respectivamente; infiltração de células 0 (0-1), 1,0 (1-1) e 1,0 (1-0), respectivamente; espessamento da camada muscular 0 (0-1), 1,0 (1-1) e 1,0 (1-2), respectivamente; Abcesso nas criptas 0 (0-0), 0 (0-1) e 0 (0-1); Depleção de células caliciformes 0 (0-0), 0 (0-1) e 0 (0-1), atingindo uma pontuação total de danos de apenas 0 (0-3), 3,0 (3-5) e 3,0 (3-6), respectivamente, como visto na Tabela 4 e representado pela microfotografia da figura 11D,E e F. Esta diminuição das pontuações analisados equivale a uma redução (p<0,05) de danos no tecido do cólon. Da mesma forma, a dexametasona (2,0 mg/kg) também reduziu os escores microscópicos avaliados quando comparados com o grupo AA (Tabela 4) e representado pela Figura 11G.

Tabela 4. Participação da via endocanabinóide durante o efeito anti-inflamatório da GBP sobre os critérios microscópicos de lesão intestinal provocada pela colite induzida por ácido acético em camundongos.

Grupos	Perda de arquitetura (0-3)	Infiltração celular (0-3)	Espessamento da musculatura (0-3)	Abcesso nas criptas (0-1)	Depleção de células caliciformes (0-1)	Escores totais de danos (0-11)
Salina	0 (0-0)	0 (0-0)	0 (0-0)	0 (0-0)	0 (0-0)	0 (0-0)
DMSO	3,0 (3-3)#	3,0 (2-3) #	3,0 (3-3)#	1,0 (1-1)#	1,0 (1-1)#	11 (10-11) #
AA	3,0 (3-3)#	3,0 (2-3)#	3,0 (3-3)#	1,0 (1-1)#	1,0 (1-1)#	11 (10-11)#
AA + GBP	0 (0-1)*	0 (0-1)*	0 (0-1)*	0 (0-0)*	0 (0-0)*	0 (0-3)*
GBP + 251	1,0 (1-2)	1,0 (1-1)	1,0 (1-1)	0 (0-1)	0 (0-1)	3,0 (3-5)
GBP + 630	1,0 (1-2)	1,0 (1-0)	1,0 (1-2)	0 (0-1)	0 (0-1)	3,0 (3-6)
AA + DEXA	1,0 (0-1)*	1,0 (0-1)*	1,0 (0-1)*	0 (0-0)*	0 (0-0)*	3,0 (0-3)*

Escores de lesão histológica expressos como média ± erro (n = 5-6). Teste não paramétrico de Kruskal-Wallis seguido pelo teste de Dunn.

* $P < 0,05$ quando comparado ao grupo controle (AA).
# $P < 0,05$ quando comparado ao salina.

Figura 11. Critérios histopatológicos de lesão representando a participação da via endocanabinóide

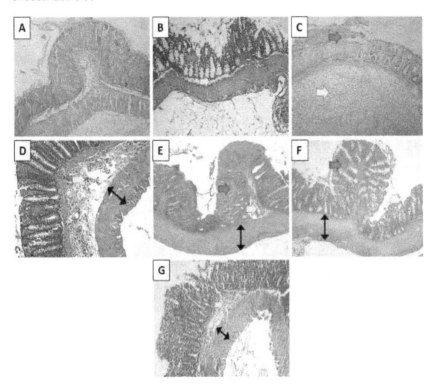

Microfotografia (200x, escala 50 μm). Intestino de um animal que recebeu apenas solução salina a 0,9% por via retal (A); intestino de um animal que recebeu apenas DMSO por via retal (B); intestino de um animal que recebeu apenas AA por via retal (grupo controle) (C); intestino de um animal com colite e tratado com GBP (1,0 mg/kg) (D); intestino de um animal com colite e tratados com GBP (1,0 mg/kg) + AM 251 (E); intestino de um animal com colite e tratado com GBP (1,0 mg/kg) + AM 630 (F); intestino de um animal com colite e tratado com dexametasona (2,0 mg/kg) (G). (Setas vermelha: arquitetura da mucosa (vilos e criptas); Setas amarela: Infiltração celular; Setas preta: espessamento muscular)

4.5 GBP reverte atividade da enzima mieloperoxidade (MPO) na mucosa intestinal independente da via dos endocanabinóides no curso da colite induzida por ácido acético

A avaliação da infiltração neutrofílica foi mensurada a partir da atividade da enzima MPO nos cólons dos animais com ou sem colite. Os animais submetidos a colite por AA apresentaram um aumento significativo ($p<0,05$) na atividade desta enzima no intestino dos animais do grupo AA (44.84 ± 5.13; 10.56 ± 2.33 UMPO/mg de tecido) em relação ao grupo salina (3.19 ± 0.92; $1,89 \pm 0.40$ UMPO/mg de tecido). Os grupos tratado com GBP 1,0 mg/kg (4.040 ± 0.74; $4,20 \pm 0.75$ UMPO/mg de tecido) e Dexa 2,0 mg/kg (4.457 ± 1.362; 4.45 ± 1.36 UMPO/mg de tecido) obtiveram uma diminuição significativa na atividade enzimática MPO quando comparado ao grupo AA.

O bloqueio da via dos canabinóides realizada no grupo GBP (1,0 mg/kg) + antagonista canabinóide AM 251 (3,0 mg/kg; 10.56 ± 2.33) e GBP (1,0 mg/kg) + antagonista canabinóide AM 630 (1,0 mg/kg; 7.33 ± 1.78) manteve a redução dos níveis de MPO não havendo diferença significante quando comparado ao grupo GBP (Figura 12).

Figura 12. Avaliação da MPO no cólon dos camundongos com e sem colite.

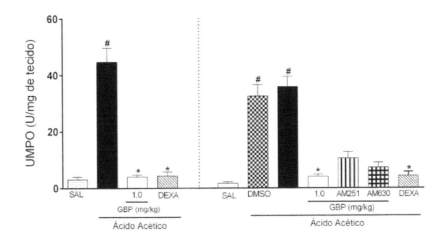

Na indução da colite os animais receberam salina (200 μl) ou ácido acético a 6% (200 μl). Os animais foram tratados com GBP na dose de 1,0 mg/kg ou Dexa 2 mg/kg uma única vez após a indução da colite. Após 18h os animais foram eutanasiados e realizada a coleta das amostras do cólon para a avaliação da atividade de MPO. O bloqueio da via endocanabinóide (AM251 e AM630) no grupo tratado com GBP manteve as concenrtrações de MPO reduzido. Os resultados são expressos como média ± erro de 6 animais por grupo. #p < 0.05 vs o grupo salina, *P < 0,05 vs ácido acético (ANOVA seguido pelo teste de Newman-Keuls).

4.6 GBP aumenta concentrações de Glutationa (GSH) na mucosa intestinal independente da via dos endocanabinóides na colite induzida por ácido acético

Foi verificado que a indução da colite por AA diminuiu (p<0,05) a formação de GSH (22.19 ± 3.966; 27.44 ± 5.408 μg/kg de tecido) quando comparado ao grupo salina (113.2 ± 13.2; 124.9 ± 7.534 μg/kg de tecido). O grupo tratado com Dexametasona (2,0 mg/kg; 104.7 ± 13,43; 115.3 ± 5,99 μg/kg de tecido) e GBP (1,0 mg/kg; 63.09 ± 12.75; 61.37 ± 7.528 μg/kg de tecido) foi eficaz em restaurar a formação de GSH de forma estatisticamente significante quando comparado ao grupo ácido acético, não havendo inclusive diferença estatística entre eles.

O bloqueio da via dos canabinóides realizada no grupo GBP (1,0 mg/kg) + antagonista canabinóide AM 251 (3,0 mg/kg; 71.89 ± 9.259 μg/kg de tecido) e GBP (1,0 mg/kg) + antagonista canabinóide AM 630 (1,0 mg/kg; 71.32 ± 8.94 μg/kg de tecido) foi eficaz em aumentar a formação de GSH sem diferença significante quando comparado ao grupo GBP (Figura 13).

Figura 13. Concentração de GSH no tecido intestinal.

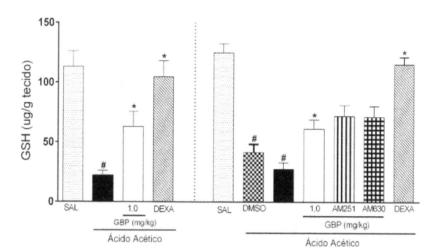

Segmentos do cólon foram coletados para mensurar os níveis de GSH. Observa-se que AA diminuiu os níveis no cólon quando comparado ao grupo controle. GBP nesses animais restaurou os níveis de GSH no cólon. O bloqueio da via endocanabinóide (AM251 e AM630) no grupo tratado com GBP manteve as concentrações GSH aumentado. Os valores foram apresentados como média+ EPM dos níveis de GSH expressos em ug/g de tecido. #p<0,05 vs grupo controle; *p<0,05 vs grupo AA (ANOVA seguido pelo teste de Newman-Keuls).

4.7 GBP diminui as concentrações de malonildialdeídeo (MDA) na mucosa intestinal independente da via dos endocanabinóides na colite induzida por ácido acético

Conforme a figura 14, vê-se que houve um aumento significativo nos níveis de MDA no grupo ácido acético (317.9 ± 30.49; 242.0 ± 16.52 nmol/g de tecido) comparado ao grupo salina (75.79 ± 12.81; 85.62 ± 19.92 nmol/g de tecido). A GBP na dose de 1 mg/kg (106.2 ± 20.61; 142.5 ± 6.14 nmol/g de tecido) e Dexametasona (2,0 mg/kg; 128.0 ± 15.92; 123.5.3 ± 9.26 nmol/g de tecido), foram eficaz em reduzir de forma significativa a formação de MDA quando comparado ao grupo AA, não havendo também diferença estatística entre eles.

O bloqueio da via dos canabinóides realizada no grupo GBP (1,0 mg/kg) + antagonista canabinóide AM 251 (3,0 mg/kg; 71.89 ± 9,25) e GBP (1,0 mg/kg) + antagonista canabinóide AM 630 (1,0 mg/kg; 71.32 ± 8,94) manteve a redução dos níveis de MDA sem diferença significante quando comparado ao grupo GBP (Figura 14).

Figura 14. Concentração de MDA no tecido intestinal.

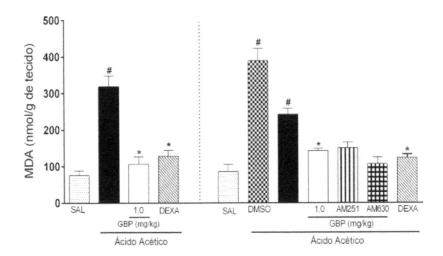

Foram coletadas amostras do intestino para mensurar os níveis de MDA. Nesse ensaio observa-se que o grupo ácido acético aumentou os níveis de MDA no cólon quando comparado ao grupo salina. A GBP na dose de 1,0 mg/kg diminuiu os níveis de MDA no cólon. O bloqueio da via endocanabinóide (AM251 e AM630) no grupo tratado com GBP manteve as concentrações de MDA reduzido. Os valores foram apresentados como média+ EPM dos níveis de MDA expressos em nmol/g de tecido. #p < 0.05 vs o grupo salina; *p< 0.05 vs grupo ácido acético (ANOVA seguido do teste de Newman-Keuls post-hoc).

4.8 GBP reduz nível de citocina (IL1-β) na mucosa intestinal independente da via dos endocanabinóides na colite induzida por ácido acético

Conforme observado na figura 15, o AA aumentou (p< 0,05) os níveis de IL1-β no cólon (3.58 ± 0.07; 3.63 ± 0.06 pg/ml) quando comparado ao grupo salina (1.66 ± 0.20; 1.79 ± 0.20 pg/ml). A GBP (1,0 mg/kg; 2.51 ± 0.43; 2.51 ± 0.43 pg/ml), foram eficaz em reduzir de forma significativa os níveis de IL1-β quando comparado ao grupo AA, não havendo diferença significativa entre eles. Por outro lado, o bloqueio da via dos canabinóides realizada no grupo GBP (1,0 mg/kg) + antagonista canabinóide AM 251 (3,0 mg/kg; 2.73 ± 0.26 pg/ml) e GBP (1,0 mg/kg) + antagonista canabinóide AM 630 (1,0 mg/kg; 2.34 ± 0.40 pg/ml) manteve a redução dos níveis de IL1-β sem diferença significante quando comparado ao grupo GBP (Figura 15).

Figura 15. Concentração dos níveis de IL1- β no tecido intestinal.

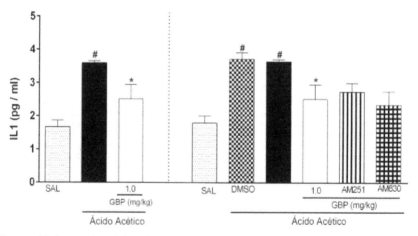

Foram coletadas amostras do intestino para mensurar os níveis de IL1- β. Nesse ensaio observa-se que o grupo ácido acético aumentou os níveis dessa citocina no cólon quando comparado ao grupo salina. A GBP na dose (1,0 mg/kg) diminuiu os níveis de IL1- β no cólon. O bloqueio da via endocanabinóide (AM251 e AM630) no grupo tratado com GBP manteve os níveis de IL1- β reduzido. Os valores foram apresentados como média+ EPM dos níveis de IL-1β expressos em pg/mL. #p < 0.05 vs o grupo salina; *p< 0.05 vs grupo ácido acético (ANOVA seguido do teste de Newman-Keuls post-hoc)

5. DISCUSSÃO

A colite é um tipo de doença inflamatória intestinal (DII) cuja condição clínica e etiologia ainda é desconhecida. Muitos fatores, entretanto, vem sendo implicados na sua patogênese tais como a infiltração leucocitária e a super produção de agentes pró inflamatórios. Esses agentes estão envolvidos no desenvolvimento da lesão tecidual em várias doenças inflamatórias como na colite (FILLMANN, 2007). Na tentativa de elucidar os possíveis mecanismos envolvidos na fisiopatologia dessas doenças foram desenvolvidos vários modelos de doenças inflamatórias intestinais.

Para reproduzir a DII em camundongos, utilizou-se o modelo de ácido acético via anal. Trata-se de um modelo de indução aguda, tóxica e já extensamente utilizado em pesquisas com animais. Reproduz o processo inflamatório no colón com formação de abscessos crípticos, infiltrados leucocitário, edema de submucosa e ulcerações de mucosa (AKGUN et al., 2005; MAHGOUB et al., 2005).

Akgun et al (2005) verificaram a presença de um importante infiltrado inflamatório intersticial na mucosa e submucosa de ratos submetidos a colite experimental. EL-Medany (2006), além de descrever a lesão tecidual provocada pelo ácido acético no cólon de ratos, também estabeleceu uma relação entre esta lesão e um escore histológico. O ácido acético permite, rapidamente, o estudo do processo inflamatório, pois apenas 12h após a indução já é possível que sejam observadas as alterações inflamatórias.

Inúmeras substâncias vem sendo pesquisadas no sentido de melhorar a DII através de uma ação direta sobre o processo inflamatório e também sobre o estresse oxidativo. Neste trabalho utilizamos a GBP via intraperitoneal (i.p) para demonstrar o efeito benéfico dessa substância no processo inflamatório do cólon. A GBP, recentemente sintetizada, tem seu uso mais estabelecido como tratamento adjuvante de crises epilépticas focais, com ou sem generalização secundária, e nos transtornos neurálgicos (MARCOLIN E TATSCH, 2000).

O presente estudo revelou que a GBP possui atividade anti-inflamatória e redução do estresse oxidativo no modelo de colite induzida por ácido acético. O grupo ácido acético teve um aumento significativo dos escores macroscópicos de lesão quando comparados aos animais que receberam somente salina via retal 18h após a indução da colite experimental. Já a GBP foi capaz de diminuir significativamente os escores macroscópicos de lesão no cólon, com uma maior significância na dose de 1,0 mg/kg.

Os nossos resultados mostraram também que os grupos de animais que receberam ácido acético tiveram um aumento significativo do peso úmido de seus cólons quando comparados com os animais que receberam somente salina via transanal 18h após a indução das colites experimentais. Corroborando a avaliação macroscópica, os mesmos grupos de animais (GBP 1,0 mg/Kg) tiveram também diminuição significativa no peso úmido dos cólons, assim como mostrou-se eficaz na redução do dano tecidual microscópico observado no cólon de camundongos com colite experimental induzida por AA. Resultado este, semelhante ao mostrado por Goes (2014) e Carvalho et al, (2016) onde o grupo de animais não tratados tiveram também um aumento significativo do peso úmido de seus cólons quando comparados com os animais que receberam somente salina, após a indução das colites experimentais.

Para confirmação destes fatos, avaliou-se histopatologicamente o tecido inflamado do cólon através de lâminas histológicas coradas com hematoxilina e eosina. Os dados histológicos encontrados no grupo tratado com GBP corroboram claramente com os resultados previamente descritos.

A histologia do tecido intestinal de camundongos submetidos à colite induzida por AA apresenta características singulares como, uma inflamação (edema) transmural envolvendo todas as camadas da parede do intestino, destruição da camada mucosa do cólon, necrose e perda de células glandulares e epiteliais, aparecimento de granulações extensivas com a presença de um maciço infiltrado de neutrófilos, fibroblastos e linfócitos, presentes principalmente na mucosa e sub-mucosa (SILVA et al., 2010; WEISS et al., 2015).

Na avaliação dos índices microscópicos do intestino em nosso modelo, confirmam-se os achados da colite nos grupos tratados apenas com AA ($p < 0,05$), quando comparados com o grupo controle. O tratamento dos animais com a GBP, mostrou-se eficaz na redução do dano tecidual microscópico, na reorganização da camada mucosa, diminuição do edema, proteção das células epiteliais e glandulares e principalmente uma diminuição do infiltrado celular majoritariamente, neutrófilos no cólon de camundongos com colite experimental quando comparado ao grupo AA.

A partir desses resultados iniciais foi possível confirmar a eficácia da GBP na atividade anti-inflamatória neste modelo de colite e observou-se que a melhor dose em reduzir os parâmetros inflamatórios foi a dose de 1,0 mg/kg, sendo esta escolhida para a avaliação posterior dos possíveis mecanismos de ação da GBP.

Um evento inflamatório de grande importância é a migração de leucócitos, principalmente neutrófilos. Para confirmar essa hipótese por nós sugerida, foram propostos protocolos que avaliassem a influência das colites sobre a migração de células inflamatórias, como por exemplo, a MPO (específica para neutrófilos), que é um indicador da acumulação de neutrófilos. (SILVA, 2013.)

A mieloperoxidase (MPO) é uma enzima presente em grânulos primários de neutrófilos polimorfonucleares, e encontrada em pequena quantidade, em monócitos e macrófagos. Assim, alterações dos seus níveis são apontadas como parâmetro para analisar a gravidade de inflamações em vários tecidos, inclusive na mucosa intestinal. (YIN et al., 2011).

Os resultados obtidos nesse estudo e em outros (ZHANG, 2006) mostraram que o AA produziu um aumento na atividade da mieloperoxidase. Este aumento foi reduzido pelo tratamento com a GBP, e resultados estes comprovados pelos dados microscópicos, onde ocorreu atenuação dos danos da mucosa e da submucosa com redução da infiltração de neutrófilos, sugerindo que sua ação anti-inflamatória pode envolver inibição da migração de leucócitos e infiltração de neutrófilos.

A infiltração leucocitária é a característica mais importante e patognomônica de um processo inflamatório. Como já foi demonstrado, na colite existe um importante acúmulo de células inflamatórias no intestino inflamado e inúmeros trabalhos já constataram o aumento da expressão de moléculas de adesão nos vasos do cólon submetidos a colite. Tais moléculas são responsáveis pela migração leucocitária para a área inflamada. Dessa maneira, o aumento da expressão das moléculas de adesão confirma também o aumento de infiltrado de células inflamatórias no tecido inflamado (ZHANG, 2006).

A migração de neutrófilos para o sítio de injúria inflamatória resulta numa superprodução de EROS, que levam ao estresse oxidativo e danos a biomoléculas importantes, tais como proteínas, e dessa forma gera dano tecidual (SILVA et al., 2015). Com base no exposto, avaliamos o potencial antioxidante da GBP (1,0 mg/kg) através da análise dos níveis de GSH e concentrações de MDA.

Assim, os dados do presente estudo confirmam que a migração de neutrófilos para o local inflamado produz metabólitos reativos que agravam e intensificam a reação inflamatória. Portanto, compostos antioxidantes como a glutationa, podem apresentar potencial efeito anti-inflamatório e protege as células contra as espécies reativas de oxigénio geradas durante as lesões patológicas (SANTIAGO et al., 2015).

No processo inflamatório, um aumento na produção das espécies reativas de oxigênio debilita as defesas antioxidantes, como a glutationa. Esta é essencial para a integridade da função e estrutura do intestino, inibindo a produção de radicais livres ou sequestrando os que já foram produzidos, estando intimamente ligado com a patogênese das DIIs. (DRYDEN et al., 2005).

Sido (1998) e colaboradores, mostraram que a presença de estresse oxidativo na mucosa colônica no processo inflamatório intestinal leva a depleção nos níveis de glutationa, como observado em humanos e em modelo experimental de colite, como relatado por Karp e Koch, 2006.

Considerando-se que a administração de um bloqueador de radicais sulfidrila em ratos promove inflamação colônica (LOGUERCIO et al., 2003) e que a suplementação com GSH melhora o dano colônico em colite experimental (ARDITE et al., 2000), novos compostos que impedem a redução dos níveis deste tripeptídeo caracterizam-se como potenciais no tratamento das DIIs.

Assim, os resultados obtidos neste estudo mostram que o ácido acético levou a diminuição de forma significativa dos níveis de glutationa no tecido colônico. Já a administração de GBP na dose de 1,0 mg/kg foi capaz de conservar significativamente os níveis de glutationa no cólon intestinal de animais no curso da colite, quando comparado ao grupo salina.

Sabendo-se que o GSH está diminuído na presença de radicais livres, onde sua fonte predominante na mucosa inflamada são provavelmente de leucócitos ativados (PATRICIA ORSI, 2008), esses resultados corroboram com a atividade da enzima mieloperoxidase na mucosa intestinal. Ou seja, quanto maior o influxo de polimorfonucleares maior produção de EROs, consequentemente uma diminuição de GSH.

O modelo experimental de colite induzido por ácido acético promove o aumento dos níveis de malonildialdeído, fato este observado neste estudo e em outros (WITAICENIS et. al. 2014) mostrando, este, ser um indicativo do aumento de estresse oxidativo, por ser produto secundário formado durante a oxidação de ácidos graxos poli insaturados, sendo utilizado como indicador de peroxidação lipídica e do estresse oxidativo *in vivo*, mostrando que o aumento de tais níveis causa alterações estruturais e na respostas imunológicas (LIMA e ABDALLA, 2001).

A GBP na dose de 1,0 mg/kg apresentou atividade antioxidante no modelo de peroxidação lipídica, pois foi eficaz em reduzir de maneira significante os níveis de malonildialdeídeo, já que este atua como o principal marcador do dano oxidativo tecidual, demonstrando assim sua ação antioxidante no cólon de animais submetidos a colite experimental induzida por ácido acético.

O estresse oxidativo tem desempenhado um importante papel no processo inflamatório, além de promover a produção de várias citocinas, incluindo citocinas pró-inflamatórias como a IL-1β, e o recrutamento de neutrófilos durante o processo inflamatório (JOSSE et al., 2001; CUZZOCREA et al., 2001). Durante a colite induzida por AA esse fenômeno ocorre através de um mecanismo que envolve a ativação de células residentes e a liberação dessa citocina pró-inflamatória (METCALFE, 2008).

A IL-1β é uma potente citocina pró-inflamatória que têm múltiplos efeitos, incluindo a ativação de células inflamatórias, indução de várias proteínas inflamatórias, citotoxicidade e migração de neutrófilos. Essa citocina têm sido reconhecida como um poderoso fator quimiotáctico que ativa as células inflamatórias, como os neutrófilos maduros, e induz a diapedese ao sítio inflamatório (METCALFE, 2008). Outros trabalhos têm verificado que a expressão da IL-1β está aumentada em pacientes com retocolite ulcerativa e doença de Chron (BENTO, 2012). Ela está envolvida em fases iniciais da resposta inflamatória, desempenhando um importante papel na patogênese dessas doenças, mostrando-se mais expressa na retocolite ulcerativa (BERTEVELLO ET AL., 2005).

O presente estudo, mostra que a GBP (1 mg/kg) diminuiu de forma significativa a resposta inflamatória pela inibição da ação e liberação de citocinas como IL-1β na mucosa do cólon dos animais submetidos a colite induzida por ácido acético, e com base nesses resultados, podemos inferir que a ação anti-inflamatória deste fármaco anticonvulsivante pode ocorrer através da inibição de citocina envolvida na colite ulcerativa induzida por ácido acético. Assim, a GBP mostrou-se um promissor agente anti-inflamatório na colite ulcerativa, visto que foi capaz de atenuar a resposta inflamatória, bem como inibir a ação de citocina pró-inflamatória como IL-1β.

Com base nesses resultados sobre os efeitos anti-inflamatórios da GBP na RCU induzida por ácido acético, mostrou-se interessante a investigação do sistema endocanabinóide na região do cólon do intestino já que existe uma maior expressão dos receptores deste sistema (CB1 e CB2) durante a inflamação nesta região intestinal (IZZO et al, 2003).

Estudos mostram que em tecidos normais do trato digestivo, receptores canabinóides, como por exemplo, receptor canabinóide tipo I, é importante para a motilidade e secreção gastrintestinais quando ativados por agonistas canabinóides (MASSA et al., 2004; PERTWEE et al., 2001; STORR et al., 2003; DI CARLO et al., 2003). Ainda mostram que em tecidos inflamados, ocorre um aumento da expressão de receptores canabinóides, como em modelos de doença inflamatória intestinal, principalmente quando se avaliava os gânglios das raízes dorsais e cólons de animais com colite (STEIN et al., 2003), além de poder produzir efeitos fisiológicos semelhantes, incluindo antinocicepção, hipotermia, sedação, hipotensão, inibição da motilidade intestinal e depressão motora, sugerindo uma similar distribuição e mecanismo de ação de seus receptores (MANZANARES et al., 2004; CICHEWICZ, 2004).

Dados da literatura demonstram que durante a colite há um aumento da expressão do receptor canabinóide tipo I no cólon de animais (SANSON et al., 2006). Porém, foi verificado em nosso estudo que o efeito anti-inflamatório da GBP em animais com colite induzida por ácido acético independe da ação da via dos canabinóides, já que o efeito anti-inflamatório da GBP se manteve após o bloqueio desta via com antagonistas do receptor canabinóide tipo I (AM 251) e tipo II (AM 630), como pode ser observado na análise dos parâmetros inflamatórios e bioquímicos.

Nossos resultados mostram que nos animais com colite e tratados com GBP + antagonistas canabinóides (AM 251 e AM 630) ocorreu uma redução de todos os parâmetros inflamatórios macroscópicos e microscópicos, e peso úmido do cólon intestinal no curso da colite, assim como aumento da concentração de glutationa e redução das concentrações de malonildialdeído, da enzima mieloperoxidase e níveis de citocina IL-1β, mostrando que o efeito anti-inflamatório da GBP independe da ação da via dos canabinóides endógenos no curso da colite induzida por ácido acético em camundongos.

Assim, os resultados do presente estudo indicam que a GBP possui ação anti-inflamatória na colite induzida por ácido acético, já que este tem ação pró-inflamatória, aumenta a permeabilidade vascular, a migração de leucócitos como neutrófilos, a peroxidação lipídica e os danos oxidativo, bem como apresentou ação independente da participação da via dos canabinóides endógenos da mucosa intestinal.

6. CONCLUSÕES

Conclui-se que a GBP demonstrou ter um melhor efeito anti-inflamatório e antioxidante no modelo experimental de colite induzida por AA, pois foi capaz de reverter parâmetros inflamatórios, como critérios macroscópicos e microscópicos de lesão e peso úmido, reduziu a concentração da enzima mieloperoxidase e danos decorrentes da oxidação tecidual como malonildialdeído e nível de citocina IL1- β, assim como restaurou as concentrações endógenas de glutationa.

Porém, seu efeito é provavelmente independente da via dos receptores canabinóides, já que o efeito anti-inflamatório da GBP se manteve após o bloqueio desta via com antagonistas do receptor canabinóide tipo I (AM 251) e tipo II (AM 630), vindo estes, provavelmente, a não estarem envolvidos na reversão do efeito inflamatório e do estresse oxidativo produzido pela GBP na colite induzida experimentalmente por AA, mostrando que esta via provavelmente não representa uma alternativa terapêutica promissora para pacientes com retocolite ulcerativa.

7. REFERÊNCIAS BIBLIOGRÁFICAS

Ferraz F.B. **Overview of Inflammatory Bowel Disease: Immunity and Susceptibility to Crohn's Disease and Ulcerative Colitis.** J Health Sci. 18(2):139-43. 2016.

Mikocka-Walus A, Knowles SR, Keefer L, et al. **Controversies Revisited: A Systematic Review of the Comorbidity of Depression and Anxiety with Inflammatory Bowel Diseases.** Inflamm Bowel Dis. Mar;22(3):752-62. 2016.

Shivashankar R.W.J. Tremaine, W.S. Harmsen, E.V. Loftus Jr. **Incidence and prevalence of Crohn's Disease and ulcerative colitis in Olmsted County, Minnesota from 1970 through 2010.** Clin Gastroenterol Hepatol. 10.039. 2017.

Khor B, Gardet A, Xavier RJ. **Genetics and pathogenesis of inflammatory bowel disease.** Nat;474:307-17. 2011.

Blasius AL, Arnold, CN, George P, Rutschmann S, Xia Y, Lin P, et al. **Slc15a4, AP-3, and Hermansky–Pudlak syndrome proteins are required for Toll-like receptor signaling in plasmacytoid dendritic cells.** PNAS; 107:19973-8. 2010.

Male D, Brostoff J, Roth DB, Roitt IM. Imunologia. São Paulo: Elsevier; 2014.

Sawa S, Lochner M, Satoh-Talayama N, Dulauroy S, Bérard M, Kleinschek M, et al. RORγ+ innate lymphoid cells regulate intestinal homeostasis by integrating negative signals from the symbiotic microbiota. Nat Imm 2011;12:320-6.

Schroeder BO, Wu Z, Nuding S, Groscurth S, Marcinowski M, Beiner J, et al. **Reduction of disulphide bonds unmasks potent antimicrobial activity of human β-defensin 1.** Nat;469:419-23. 2011.

Dolowschiak T, Chassin C, Mkdden SB, Fuchs TM, Weiss S, Vandewalle A, et al. **Potentiation of epithelial innate host responses by intercellular communication.** PLoS Path;6:1001-94. 2010.

Chassaing, B., Aitken, J.D., Malleshappa, M., and Vijay-Kumar, M. **Dextran sulfate sodium (DSS)-induced colitis in mice. Curr. Protoc.** Immunol. 104:15.25.1-15.25.14. 2014.

Gadaleta R.M, Garcia-Irigoyen O, Moschetta A. **Exploration of Inflammatory Bowel Disease in Mice: Chemically Induced Murine Models of Inflammatory Bowel Disease (IBD).** Current Protocols in Mouse Biology 7:13-28. 2017.

Wirtz, S., Neufert, C., Weigmann, B., and Neurath, M.F. 2007. **Chemically induced mouse models of intestinal inflammation.** Nat. Protocol. 2:541- 546. doi: 10.1038/nprot. 41. 2007.

Elson, C.O., Cong, Y., McCracken, V.J., Dimmitt, R.A., Lorenz, R.G., and Weaver, C.T. **Experimental models of inflammatory bowel disease reveal innate, adaptive, and regulatory mechanisms of host dialogue with the microbiota.** Immunol. Rev. 206:260-276. 2005.

González-Bueno J, Calvo-Cidoncha E, Desongles-Corrales T, et al. **DI-024 off-label use of gabapentin and pregabalin in a tertiary hospital.** Eur J Hosp Pharm 2015;22:A87–8.

Houghton KT, Forrest A, Awad A, Atkinson L.Z, Stockton S, Harrison P.J, Geddes J.R, Cipriani A. **Biological rationale and potential clinical use of gabapentin and pregabalin in bipolar disorder, insomnia and anxiety: protocol for a systematic review and meta-analysis.** . BMJ Open;7:e013433. 2017.

Lotarski S, Hain H, Peterson J, et al. **Anticonvulsant activity of pregabalin in the maximal electroshock-induced seizure assay in α2δ1 (R217A) and α2δ2 (R279A) mouse mutants.** Epilepsy Res 2014;108:833–42.

ABDEL-SALAM, O. M. E.; SLEEM, A. A. **Study of the analgesic, anti-inflammatory, and gastric effects of gabapentin.** Drug Discov Ther 3: 18–26. 2009.

ABRAHAMS, V. C.; SWETT, J. E. **The pattern of spinal and medullary projections from a cutaneous nerve and a muscle nerve of the forelimb of the cat: A study using the transganglionic transport of hrp.** J. Comp. Neurol. v.246, p.70–84, 1986.

AKGUN E., ÇALISKAN C., CELIK H. A., OZUTEMIZ A.O., TUNCYUREK M., AYDIN H.H. **Effects of N-acetylcysteine treatment on oxidative stress in acetic acidinduced experimental colitis in rats.** The journas of international medical research, v.33, p. 196-206. 2005.

ALLIJN, I. E. et al. **Head-to-Head Comparison of Anti-Inflammatory Performance of Known Natural Products In Vitro.** PLoS One, v. 11, n. 5, p. e 0155325, 2016.

AMARAL, R.; PIZZOL, J.R AD.; PORTINHO, C.P.; BRAGA, P.; MOREIRA, L.F.; GUS, P. **Enemas de ciclosporina (cya) no tratamento da retocolite ulcerativa induzida, em ratos, por ácido acético.** Rev bras Coloproct; 21(4):219-227. 2001.

ARDITE, E. et al. **Replenishment of glutathione levels improves mucosal function in experimental acute colitis.** Lab Invest, v. 80, n. 5, p. 735-44, 2000.

AZIZA, M., T. GIVERNAUD, M. CHIKHAOUI-KHAY, AND L. BENNASSER. **Seasonal variation of the growth, chemical composition and carrageenan extracted from Hypnea musciformis (Wulfen) Lamouroux harvested along the Atlantic coast of Morocco.** Sci Res Essays 2: 509–514, 2008.

BAMIAS, G.; COMINELLI, F. **Immunopathogenesis of inflammatory bowel disease: current concepts.** Curr Opin Gastroenterol, v. 23, p. 365-9, 2007.

BAMIAS, G.; KALTSA, G.; LADAS, S. D. **Cytokines in the pathogenesis of ulcerative colitis.** Discovery Medicine, v. 60, p. 459-467, 2011.

BENNETT, M.I., SIMPSON K.H. **Gabapentin in the treatment of neuropathic pain.** Palliat Med 18: 5–11. 2004.

BENTO, A.F. **Mediadores químicos e resposta celular na colite induzida pelo dss: papel dos mediadores lipídicos derivados do omega-3 na resolução da colite** experimental. Tese (Doutorado em Farmacologia)- Universidade Federal de Santa Catarina, 2012.

BERNSTEIN, C.N.; WAJDA, A.; BLANCHARD, J.F. **The clustering of other chronic inflammatory diseases in inflammatory bowel disease: a populationbased study.** Gastroenterology. v.129, p.827-36, 2005.

BERTEVELLO, P. L. et al. **Immunohistochemical assessment of mucosal cytokine profile in acetic acid experimental colitis.** Clinics (Sao Paulo), v. 60, n. 4, p. 277-86, 2005.

BIELEFELDT, K.; DAVIS, B.; BINION, D.G. **Pain and Inflammatory Bowel Disease.** Inflamm Bowel Dis., v. 15, p. 778 –788, 2009

BLACKSHAW, L.A. **Visceral pain readouts in experimental medicine. Neurogastroenterol.** Motil. v.24, p.891–894, 2012.

BONICA, J.J. **Evolution and current status of pain programs.** J. Pain Symptom Manage. v.5, p.368–374, 1990.

BOUMA, G.; STROBER, W. **The imunological and genetic basis of inflammatory bowel disease.** Nat. Rev. Imunn., v. 3, p. 521-533, 2003.

BURLEIGH, D.E.; HENRY M.M.; SWASH M. **Pharmacology of the internal anal sphincter.** In: Coloproctology and the Pelvic Floor, p. 37-53, 2000.

CAMILLERI, M.; CARLSON, P.; MCKINZIE, S.; GRUDELL, A.; BUSCIGLIO, I.; BURTON, D. **Genetic variation in endocannabinoid metabolism, gastrointestinal motility, and sensation.** Am. J. Physiol. Gastrointest. Liver Physiol., v. 294, p. 13–9, 2008.

CARNEY, S.T.; LLOYD, M.L.; MACKINNON, S.E.; NEWTON, D.C.; JONES, J.D.; HOWLETT, A.C.; NORFORD, D.C. **Cannabinoid regulation of nitric oxide** synthase I (nNOS) in neuronal cells. J. Neuroimmune Pharmacol., v. 4, p. 338-49, 2009.

CARPANI DE KASKI M., HODGSON HFJ: **Rolling Review inflammatory bowel disease.** Aliment Pharmacol Ther 1993; 7: 567-579.

CARVALHO, J.C., TEIXEIRA, J.R., SOUZA, P.J., BASTOS, D. DOS SANTOS FILHO, J.K., SARTI, S.J. **Preliminary studies of analgesic and antiinflammatory properties of Caesalpinea ferrea crude extract.** J Ethnopharmacol 53: 175–178. 1996.

CERVERO, F.; LAIRD, J.M. **Visceral pain. Lancet.** v. 353, p.2145–2148, 1999.

CICHEWICZ, D.L. **Synergistic interactions between cannabinoid and opioid analgesics.** Life Sci., v. 74, p. 1317-24, 2004.

COCCIA, M. et. al. **IL-1β mediates chronic intestinal inflammation by promoting the accumulation of IL-17A secreting innate lymphoid cells and CD4+ Th17 cells.** JEM. vol. 209 no. 9 1595-1609, 2012.

COMSTOCK TI, SICA DA, BOCKBRADER HN, et al. — **Gabapentin pharmacokinetics in subjects with various degrees of renal function.** J Clin Pharmacol, 1990;30:862.

CRAGG, G.M., D.J. NEWMAN, AND K. M. SNADER. **Natural products in drug discovery and development.** J Nat Prod 60: 52–60. 1997.

CROXFORD J.L.; YAMAMURA, T. **Cannabinoids and the immune system: potential for the treatment of inflammatory diseases.** J. Neuroimmunol., v. 166, p. 3-18, 2005.

CUZZOCREA, S., D.P. RILEY, A.P. CAPUTI, AND D. SALVEMINI. **Antioxidant therapy: a new pharmacological approach in shock, inflammation and ischemia/reperfusion injury.** Pharmacol Rev 53:135 – 159. 2001.

DAMASCENO, S.R. et al. **Carvacryl acetate,a derivative of carvacrol, reduces nociceptive and inflammatory response in mice.** Life Sci, v. 94, n. 1, p. 58–66, 2014.

DE SMET, P.A. 2007. **The role of plant-derived drugs and herbal medicines in healthcare.** Drugs 54: 801–840.

DI CARLO, G.; IZZO, A.A. **Cannabinoids for gastrointestinal diseases: potential therapeutic applications. Expert Opin.** Investig. Drugs. v. 12, p. 39–49, 2003.

DIAS, J.M; DE BRITO, T.V.; DE AGUIAR MAGALHAES, D., et al. **Gabapentin, a synthetic analogue of gamma aminobutyric acid, reverses systemic acute inflammation and oxidative stress in mice.** Inflammation. 37: 1826–1836. 2014.

DOCHERTY, M.J.; JONES R.C. III; WALLACE, M.S. **Managing pain in inflammatory bowel disease.** Gastroenterol Hepatol (N Y). v.7, n.9, p.592-601, 2011.

DRYDEN, G. W., et al. **Clinical implications of oxidative stress and antioxidant therapy.** Curr Gastroenterol Rep, v. 7, n. 4, p. 308-16, 2005.

DRYDEN, G. W., et al. **Clinical implications of oxidative stress and antioxidant therapy.** Curr Gastroenterol Rep, v. 7, n. 4, p. 308-16, 2005.

DUNCAN M.; DAVISON JS; SHARKEY K.A. **Review article: endocannabinoids and their receptors in the enteric nervous system.** Aliment Pharmacol Ther 22: 667–683. 2005.

EL-MEDANY A.; MAHGOUB A.; MUSTAFA A.; ARAFA M.; MORSI M. **The effects of selective cyclooxygenase-2 inhibitors, celecoxib and rofecoxib, on experimental colitis induced by acetic acid in rats.** Europen Journal of Pharmacology, V. 507, p. 291-299, 2006.

ELSON, C.O.; CONG, Y.; MCCRACKEN, V.J.; DIMMITT, R.A.; LORENZ, R.G.; WEAVER, C.T. **Experimental models of inflammatory bowel disease reveal innate, adaptive, and regulatory mechanisms of host dialogue with the microbiota.** Immunol. Rev., v. 206, p. 260-276, 2005.

ÉRCES, D. et al. **N-methyl-D-aspartate receptor antagonist therapy suppresses colon motility and inflammatory activation six days after the onset of experimental colitis in rats.** Eur J Pharmacol, v. 691, n. 1-3, p. 225-34, 2012.

ETTARH, R.R e CARR, K.E. **A morphological study of the enteric mucosal epithelium in the streptozotocin-diabetic mouse.** Life sciences, v.61. n.18, p.1851-1858, 2000).

FANTONI, D. T.; MASTROCINQUE, S.; CORTOPASSI, S. R. G. **Fisiopatologia e Controle da Dor.** In: Anestesia em Cães e Gatos. São Paulo: Rocca, p. 323-334. 2002.

FEIN, A. **Nociceptors and the perception of pain.** University of Connecticut Health Center. 2012.

FILLMANN, H.F. **O efeito protetor da glutamina na colite experimental induzida por ácido acético** [Tese – Doutorado]. Porto Alegre (RS): Universidade Federal do Rio Grande do Sul; 2007.

FOUSER, L.A.; WRIGHT, J.F.; DUNUSSI-JOANNOPOULOS, K.; COLLINS, M. **Th17 cytokines and their emerging roles in inflammation and autoimmunity.** Immunological Reviews. v. 226, no. 1, p. 87–102, 2008.

FUKUMURA, D.; KASHIWAGI, S.; JAIN, R. K. **The role of nitric oxide in tumour progression.** Nat Rev Cancer, v. 6, n. 7, p. 521-34, 2006.

FULLERTON, J.N.; GILROY, D.W. **Resolution of inflammation: a new therapeutic frontier. Nat Rev Drug Discov.** Disponível em: <http://www.nature.com/nrd/journal/vaop/ncurrent/pdf/nrd.2016.39.pdf.> Acesso em 10 de abril de 2016.

GÁLVEZ, J. **Review Article: Role of Th17 Cells in the Pathogenesis of Human IBD.** ISRN Inflammation, 2014.

GIAMBERARDINO, M.A. **Recent and forgotten aspects of visceral pain.** Eur. J. Pain. v.3, p.77–92, 1999.

GOMES, D.; BORGES, D.; PEREZ, D.; DE SOUZA, E.; ANTONIO, F.; CHIERICI, F. **Dor, Trabalho de fisiologia** – Faculdade de Medicina – USP, 2002.

GREER, C.W.; SHOMERA, I.; GOLDSTEINB, M.E.; YAPHE, W. **Analysis of carrageenan from Hypnea musciformis by using κ- and ι-carrageenases and 13C-N.M.R. spectroscopy.** Carbohydr Res 129: 189–196. 1984.

GUAZELLI, C. F. S.; FATTORI, V.; COLOMBO, B. B; GEORGETTI, S. R. **Quercetin-Loaded Microcapsules Ameliorate Experimental Colitis in Mice by Anti-inflammatory and Antioxidant Mechanisms.** Journal of Nataral Products, v. 76, p. 200−208, 2013;

HALLIWEL, B.; GUTTERIDGE, J. **Free Radicals in Biology and Medicine.** 4th edn. New York: Oxford University Press Inc; 2007.

HANAUER, S. B. **Inflammatory bowel disease: epidemiology, pathogenesis, and therapeutic opportunities.** Inflammatory Bowel Diseases, v. 12, p. 3-9, 2006.

HARTMANN, R.M. **O efeito antioxidante da Boswelia serrata no modelo experimental de colite induzida por ácido acético.** [dissertação de mestrado]. Porto Alegre, BR-RS: Universidade Federal do Rio Grande do Sul; 2012.

HELLEBREKERS, L. J. **Dor em Animais.** p. 69-79. São Paulo: Manole, 2002.

HELTSLEY, R.; DEPRIEST, A. et al. **Urine Drug Testing of Chronic Pain Patients. IV. Prevalence of Gabapentin and Pregabalin.** Journal of Analytical Toxicology. July/August v.35, 2011.

HUNT, S.P.; MANTYH, P.W. **The molecular dynamics of pain control.** Nat. Rev. Neurosci. v.2, p.83–91, 2001.

JENSEN, A.A.; MOSBACHER, J.; ELG, S.; LINGENHOEHL, K.; LOHMANN, T.; JOHANSEN, T.N.; ABRAHAMSEN, B.; MATTSSON, J.P.; LEHMANN, A.; BETTLER, B.; BRÄUNER-OSBORNE, H. **The anticonvulsant gabapentin (neurontin) does not** act through gamma-aminobutyric acid-B receptors. Mol Pharmacol 6: 1377–1384. 2002.

JENSEN, T.S. **Anticonvulsants in neuropathic pain: rationale and clinical evidence.** European Journal of Pain, v. 6, suppl. A, p. 61-68, 2002.

JOSSE, C., J.R. BOELAERT, M. BEST-BELPOMME, AND J. PIETTE. **Importance of post-transcriptional regulation of chemokine genes by oxidative stress.** Biochem J 360: 321–333. 2001.

KANNAMPALLI, P.; SENGUPTA, J.N. **Role of Principal Ionotropic and Metabotropic Receptors in Visceral Pain.** J Neurogastroenterol Motil. v. 21, p. 2, 2015.

KARP, S.M.; KOCH, T.R. **Oxidative stress and antioxidants in inflammatory bowel disease.** Dis Mon, v. 52, n. 5, p. 199-207, 2006.

KIELA, P.R.; GHISHAN, F.K. **Physiology of Intestinal Absorption and Secretion.** Best Practice and Research Clinical Gastroenterology, v. 30, n. 2, p. 145–159, 2016.

KLEIN, T.W.; NEWTON, C.; LARSEN K.; LU, L.; PERKINS, I.; NONG, L. **The cannabinoid system and immune modulation.** J Leukoc Biol.;74:486-96. 2003.

KORNBLUTH, A. **Cyclosporine in inflammatory bowel disease.** Curr. Gastroenterol. Rep., v. 1, n. 6, p.486-90, 1999.

KRAYCHETE, D.C.; GUIMARÃES, A. C. **Hiperalgesia visceral e dor abdominal crônica: abordagem diagnóstica e terapêutica.** Revista Brasileira de Anestesiologia, v. 53, n. 6, p. 833-853, 2003.

KULKARNI-NARLA, A.; Brown, D.R. **Localization of CB1-cannabinoid receptor immunoreactivity in the porcine enteric nervous system.** Cell Tissue Res 302:73–80. 2000.

LAKHAN, S.E.; KIRCHGESSNER, A. **Neuroinflammation in inflammatory bowel disease.** J. Neuroinflammation, v. 7, p. 1-12, 2010.

LALRINZUALI, K.; VABEIRYUREILAI, M.; JAGETIA, G.C. **Investigation of the Anti-Inflammatory and Analgesic Activities of Ethanol Extract of Stem Bark of Sonapatha Oroxylum indicum In Vivo.** Int J Inflam, v. 2016, p. 1-8, 2016.

LAMONT, L.A.; TRANQUILLI, W.J. **Physiology of Pain. The Veterinary Clinics of North America: Small Animal Practice.** Philadelphia: Saunders, v.30, n.4, p. 703-728, 2000.

LI, M.C.; HE, S.H. **IL-10 and its related cytokines for treatment of inflammatory bowel disease.** World Journal Gastroenterology, v. 10, p. 620-625, 2004.

LIMA, É.S.; ABDALLA, D.S.P. **Peroxidação lipídica: mecanismos e avaliação em amostras biológicas.** Brazilian Journal of Pharmaceutical Sciences.: Revista Brasileira de Ciências Farmacêuticas. 37. 2001.

LOFTUS, E.V.J.; SANDBORN, W.J. **Epidemiology of inflammatory bowel disease.** Gastroenterol. Clin. North Am., v.31, p.1-20, 2002.

LOGUERCIO, C. et al. **Glutathione supplementation improves oxidative damage in experimental colitis.** Dig Liver Dis, v. 35, n. 9, p. 635-41, 2003.

LUNA, S.P.L. **Dor, analgesia e bem estar animal.** ANAIS - I Congresso Internacional de Conceitos em Bem-estar Animal, p. 16-18, 2006.

LUNN, C.A.; REICH, E.P.; BOBER, L. **Targeting the CB2 receptor for immune modulation.** Expert Opin Ther Targets;10:653-63. 2006

MACPHERSON, B.R e PFEIFFER, C.J. **Experimental production of diffuse colitis in rats.** Digestion 1978;17:135-170.

MAGALHÃES, A.F.N. **Doença de Crohn(CH).** In: Gastroenterologia Clínica . Dani R, Castro L de P.. Rio de Janeiro.Guanabara Koogan. 1993, p.765-76.

MAHGOUB, A.; EL-MEDANY, A.; MUSTAFA, A.; ARAFA, M.; MORSI, M. **Azithromycin and erythromycin ameliorate the extent of colonic damage induced by acetic acid in rats.** Toxicology and Applied Pharmacology, 205 p 43-52, 2005.

MAIZELS, M.; MCCARBERG, B. **Antidepressants and Antiepleptic Drugs for Chronic NonCancer Pain.** American Family Physican, v. 71, n. 3, p. 483-490, 2005.

MANZANARES, J.; CORCHERO, J.; FUENTES, J.A. **Opioid and cannabinoid receptor-mediated regulation of the increase in adrenocorticotropin hormone and corticosterone plasma concentrations induced by central administration of delta(9)-tetrahydro cannabinol in rats.** Brain Res. v. 839, p. 173-9, 1999.

MANZANARES, J.; URIGUEN, L.; RUBIO, G.; PALOMO, T. **Role of endocannabinoid system in mental diseases.** Neurotox Res 6:213–224. 2004.

MARCOLIN, M.A.; TATSCH, M.F. **Gabapentina: farmacologia, uso clínico e interações farmacológicas.** Rev Psiq Clin. 27(4):237-43. 2000.

MASSA, F.; MARSICANO, G.; HERMANN, H.; CANNICH, A.; MONORY, K.; CRAVATT, B.F.; FERRI, G.L.; SIBAEV, A.; STORR, M.; LUTZ, B. **The end ogenous cannabinoid system protects against colonic inflammation.** J Clin Investig 113:1202–1209. 2004.

MATSUMOTO, S.; WATANABE, N.; IMAOKA, A.; OKABE, Y. **Preventive effects of bifidobacterium- and lactobacillus- fermented milk on the development of inflammatory bowel disease in senescence-accelerated mouse P1/Yit strain mice.** Digestion. v. 64, p.92-99, 2001.

MCKAY, D.M. **Good bug, bad bug: in the case of enteric inflammatory disease does the epithelium decide?** Memórias do Instituto Oswaldo Cruz, v. 100, s.1, p.205-210, 2005.

MCMAHON, S.B.; DMITRIEVA, N.; KOLTZENBURG, M. **Visceral pain.** Br. J. Anaesth. 75, 132–144. 2000.

McNAMARA, J.O. **Farmacoterapia das epilepsias.** In: BRUNTON, L.L.; LAZO, J.S.; PARKER, K.L. **Goodman & Gilman: as bases farmacológicas da terapêutica.** 11. ed. Rio de Janeiro: McGraw-Hill Interamericana do Brasil, 2006. cap. 19.

MIRANDA, A.; NORDSTROM, E.; MANNEM, A.; SMITH, C.; BANERJEE, B.; SENGUPTA, J.N. **The role of transiente receptor potential vanilloid 1 in mechanical and chemical visceral hyperalgesia following experimental colitis.** Neurociense. 2007 Sep 21;148(4):1021-32. Epub 2007 Aug 23.

MISIEWICZ, J.J.; POUNDER, R.E.; VENABLES, C.W. **Disease of the gut and pâncreas.** 2nd ed. Oxford; Blackwell Scientific: 1994.

MORGAN, C.; NADELHAFT, I.; GROAT, W.C. de. **The distribution within the spinal cord of visceral primary afferent axons carried by the lumbar colonic nerve of the cat.** Brain Res. v.398, p.11–17, 1986.

MORRIS, G.P.; BECK, P.L.; HERRIDGE, M.S.; DEPEW, W.T.; SZEWCZUK, M.R.; WALLACE, J.L. **Hapten-induced model of chronic inflammation and ulceration in the rat colon.** Gastroenterology, v. 96, p. 795-803, 1989.

NAHAS, G.G.; MORISHIMA, A.; DESOIZE, B. **Effects of cannabinoids on macromolecular synthesis and replication of cultured lymphocytes.** Fed. Proc., v. 36, p. 1748-52, 1977.

NEURATH, M.; FUSS, I.; STROBER, W. **TNBS-colitis.** Int. Rev. Immunol., v. 19, p. 51–62, 2000.

O'HARA, J.R.; HO, W.; LINDEN, D.R. **Enteroendocrine cells and 5-HT availability are altered in mucosa of guinea pigs with TNBS ileitis.** Am. J. Physiol., v. 287, p. 998–1007, 2004.

ORSI, P.R.; SEITO, L.N.; DI STASI, L.C. **Hymenaea stigonocarpa Mart. ex Hayne: A tropical medicinal plant with intestinal anti-inflammatory activity in TNBS model of intestinal inflammation in rats.** Journal of ethnopharmacology, v. 151, n. 1, p. 380385, 2014.

ORTIZ, M. I., MEDINA-TATO D. A., et al.; **Possible activation of the NO–cyclic**

GMP–protein kinase G–K+ channels pathway by gabapentin on the formalin test. Pharmacology, Biochemistry and Behavior. v83, p. 420–427, 2006.

PARK, H. J.; MOON, D. E. **Pharmacologic Management of Chronic Pain.** Korean J Pain, v. 23, n. 2, p. 99-108, 2010.

PARRA, R. S. et al. **Hyperbaric oxygen therapy ameliorates TNBS-induced acute distal colitis in rats.** Med Gas Res, v. 5, p. 6, 2015.

PAUL, G.; KHARE, V.; GASCHE, C. **Inflamed gut mucosa: downstream of interleukin-10.** European Journal of Clinical Investigation, v. 42 (1), p. 95-109, 2012.

PAVLICK, K.P. et. al. **Role of reactive metabolites of oxygen and nitrogen in inflammatory bowel disease.** Free Radic. Biol. Med., v.331, n.3, p.311-322, 2002.

PERTWEE R; STEFANO G.B; MAKRIYANNIS A. **Anandamide and R-methanandamide prevent development of ischemic and reperfusion arrhythmia in rats by stimulation of CB2-receptors.** Eksp Klin Farmakol 65:6–9, 2002.

PERTWEE, R.G. **Cannabinoid receptors and pain.** Progr. Neurobiol., v. 63, p. 569–611, 2001.

PERTWEE, R.G. **Cannabinoids and the gastrointestinal tract.** Gut. v. 48, p. 859–867, 2001.

PODOLSKY DK. **Inflammatory bowel disease (Review article).** N Engl J Med; 325-928-937/1008-1016, 1991.

PÖLLMANN, W., FENEBERG W. **Current management of pain associated with multiple sclerosis.** CNS Drugs 22: 291–324, 2008.

RADDATZ, D.; TOTH, S.; SCHWÖRER, H.; RAMADORI, G. **Glucocorticoid receptor signaling in the intestinal epithelial cell lines IEC-6 and Caco-2: evi- dence of inhibition by interleukin-1beta.** International Journal of Colorectal Disease, v. 16, p. 377-383, 2001.

RAO S.S.C.; READ N.W.; BROWN C., et at. **Studies on the mechanism of bowel disturbance in ulcerative colifis.** Gastroenterology.; 93: 34-940, 1993.

REIS, G.M.; PACHECO, D.; PEREZ, A.C.; KLEIN, A.; RAMOS, M.A.; DUARTE, I.D. **Opioid receptor and NO/cGMP pathway as a mechanism of peripheral antinociceptive action of the cannabinoid receptor agonist anandamide.** Life Sci., v. 85, p. 351-6, 2009.

RICHARDSON, J.D. **Cannabinoids modulate pain by multiple mechanisms of action.** J. Pain, v. 1, p. 2–14, 2000.

ROBBINS, CONTRAN. **Fundamentos de Patologia.** 8. Ed. Rio de Janeiro: Elsevier; 2012.

ROSSIGNOL, D.A.; BRADSTREET, J.J.; VAN DYKE, K.; SCHNEIDER, C.; FREEDENFELD, S.H.; O'HARA, N.; CAVE, S.; BUCKLEY, J.A.; MUMPER, E.A.; FRYE, R.E. **Hyperbaric oxygen treatment in autism spectrum disorders.** *Med. Gas. Res.* , *2*, 16. 2012.

SADAR, S. S.; VYAWAHARE, N. S.; BODHANKAR, S. L. **Ferulic acid ameliorates TNBS-induced ulcerative colitis through modulation of cytokines, oxidative stress, inos, cox-2, and apoptosis in laboratory rats.** Excli Journal, v. 15, p. 482-499, 2016.

SALIM, S. Y.; SODERHOLM, J. D. **Importance of disrupted intestinalbarrier in inflammatory bowel diseases.** Inflammatory Bowel Diseases, v. 17, n. 1, p. 362–381, 2011.

SANSON, M.; BUENO, L.; FIORAMONTI, J. **Involvement of cannabinoid receptors in inflammatory hypersensitivity to colonic distension in rats. Neurogastroenterol.** Motil., v. 18, p. 949–956, 2006.

SANTIAGO, R.F. et al., **Riparin B, a Synthetic Compound Analogue of Riparin, Inhibits the Systemic Inflammatory Response and Oxidative Stress in Mice.** Inflammation, v. 38, n. 6, p. 2203-38(6):2203-2215, 2015.

SCOVILLE, D. H.; SATO, T.; HE, X. C.; LI, L. **Current view: intestinal stem cells and signaling.** Gastroenterology, v. 134, n. 3, p. 849–864, 2008.

SENGUPTA, J.N. **Visceral pain: The neurophysiological mechanism.** Handb. Exp. Pharmacol. p.31–74, 2009.

SENOL, M.; OZEROL, I.H.; PATEL, A.V.; SKONER, D.P. **The effect of Na+-K+ATPase inhibition by ouabain on histamine release from human cutaneous mast cells.** Mol Cell Biochem 294: 25–29, 2007.

SHANAHAN, F. **Probiotics and inflammatory bowel disease: Is there a scientific rationale.** Inflammatory Bowel Diseases, v. 6, n. 2, p. 107-115, 2000.

SHIMOYAMA, M.; SHIMOYAMA, N.; INTURRISI, C.E.; ELLIOTT, K.J. **Gabapentin enhances the antinociceptive effects of spinal morphine in the rat tail-flick test.** Pain 72: 375–382, 1997.

SIDO, B.; HACK, V.; HOCHLEHNERT, A.; LIPPS, H.; HERFART, C.; DROGE, W. **Impaiment of intestinal glutathione synthesis in patients with inflammatory bowel disease.** Gut., v.42, p 485-492, 1998.

SIKANDAR, S.; DICKENSON, A.H. **Visceral pain: The ins and outs, the ups and downs. Curr. Opin.** Support. Palliat. Care v.6, p.17–26, 2012.

SILLS, G.J. **Not another gabapentin mechanism.** Epilepsy Curr,;5:75-77, 2005.

SILVA, R. O et al. **Riparin A, a compound from Aniba riparia, attenuate the inflammatory response by modulation of neutrophil migration.** Chem Biol Interact, v. 229, p. 55-63, 2015.

SILVA, V.G., et al. **Anti-inflammatory and antinociceptivo activity of epiisopiloturine, animidazole alkaloid isolated from Pilocarpus microphyllus.** J Nat Prod 76: 1071–1077, 2013.

SRINIVASAN, K., S. MURUGANANDAN, J. LAL, S. CHANDRA, S.K. TANDAN, AND V.R. PRAKASH. **Evaluation of anti-inflammatory activity of Pongamia pinnata leaves in rats.** J Ethnopharmacol 78: 151–157, 2001.

STEFAN, H.; FEUERSTEIN, T. J. **Novel anticonvulsivant drugs.** Pharmacology & Terapeutics, v. 113, p. 165-183, 2007.

STEIN, C.; SCHÄFER, M.; MACHELSKA, H. **Attacking pain at its source: new perspectives on opioids.** Nat. Med., v. 9, p. 1003–1008, 2003.

STORR, M. **Cannabinoid receptor type 1 modulates excitatory and inhibitory neurotransmission in mouse colon.** Am. J. Physiol. Gastrointest. Liver Physiol., v. 286, p. 110–117, 2003.

STROBER, W.; FUSS, I.J.; BLUMBERG, R.S. **The immunology of mucosal models of inflammation.** Annu. Rev. Immunol., v. 20, p. 495–549, 2002.

TANNAHILL, C.L.; STEVENOT, S.A.; CAMPBELL-THOMPSON, M.; NICK, H.S.; VALENTINE, J.F. **Induction and immunolocalization of manganese superoxide dismutase in acute acid-induced colitis in the rat.** Gastroenterology 1995;109:800-811.

TAYLOR, C.P.; GEE N.S.; SU T.Z et al. **A summary of mechanistic hypotheses of gabapentin pharmacology.** Epilepsy Res; 29:233-249, 1998.

THIAGARAJAH, J. R.; VERKMAN, A. S. **pharmacology and its role in intestinal fluid secretion.** Current Opinion in Pharmacology, v. 3, n. 6, p. 594–599, 2003.

VAN E.S.C.H.; KOOL, M.M.; VAN A.S. **NSAIDs can have adverse effects on bone healing. Med Hypotheses**, v.81, n. 2, p. 343-3346, 2013.

VAN H.E.E.L.; MCGOVERN, D. P. B.; JEWELL, D. P. **Crohn´s disease: genetic susceptibility, bacteria, and innate immunity.** The Lancet, v. 441, p. 1902-1904, 2001.

VERGNOLLE, N. **Postinflammatory visceral sensitivity and pain mechanisms.** Neurogastroenterol. Motil., v. 1, p. 73-80, 2008.

WEISS, C. R. et al. **The potential protective role of caveolin-1 in intestinal inflammation in TNBS-induced murine colitis.** PLoS One, v. 10, n. 3, p. e0119004, 2015.

WHITE, H. S.; GENNARO, A. R. **Drogas antiepilépticas.** Remington: a ciência e a prática da farmácia. 20. ed. Rio de Janeiro: Nova Guanabara,. cap. 81, 2004.

WITAICENIS, A. et al. **Antioxidant and intestinal anti-inflammatory effects of plantderived coumarin derivatives.** Phytomedicine, v. 21, n. 3, p. 240-6, 2014.

WRIGHT, K.; ROONEY, N.; FEENEY, M.; TATE, J.; ROBERTSON, D.; WELHAM, M.; WARD, S. **Differential expression of cannabinoid receptors in the human colon: cannabinoids promote epithelial wound healing.** Gastroenterology 129:437–453, 2005.

WYNN, G.; MA, B.; RUAN, H. Z. **Purinergic component of mechanosensory transduction is increased in a rat model of colitis.** Am. J. Physiol. Gastrointest. Liver Physiol., v. 287, p. 647–657, 2004.

XAVIER, R.J.; PODOLSKY, D. **Unraveling the pathogenesis of inflammatory bowel disease.** Nature; 448: 427–34. 2007.

YAMADA, T.; SARTOR, R. B.; MARSHALL, S.; SPECIAN, R. D.; GRISHAM, M. B. **Mucosal injury and inflammation in a model of chronic granulomatous colitis in rats.** Gastroenterology, v. 104, n. 3, p. 759-771,1993.

YANG, J. et al. **Targeting Th17 cells in autoimmune diseases.** Trends in pharmacological sciences, v. 35, n. 10, p. 493-500, 2014.

YASUDA, T.; MIKI, S.; YOSHINAGA, N.; SENBA, E. **Effects of amitriptyline and gabapentin on bilateral hyperalgesia observed in an animal model of unilateral axotomy.** Pain 115: 161–170, 2005.

YIN, B. et al. **Blocking TNF-α by combination of TNF-α- and TNFR-binding cyclic peptide ameliorates the severity of TNBS-induced colitis in rats.** Eur J Pharmacol, v. 656, n. 1-3, p. 119-24, 2011.

ZAHAVI, I.; BURG, Z.; MARCUS, H.; KARMELI, F.; NUSINOVITZ, M.; DINARI, G. **Therapeutic effect of colloid bismuth subcitrate in experimental colitis in the rat.** Digestion 1995;56:211-13.

ZHANG, Z.; ZHENG, M.; BINDAS, J.; SCHWARZENBERGER, P.; KOLLS, J.K. **Critical role of IL-17 receptor signaling in acute TNBS-induced colitis.** Inflamm Bowel Dis. 12(5):382-8, 2006.

ZHU, H.; LI, Y. R. **Oxidative stress and redox signaling mechanisms of inflammatory bowel disease: updated experimental and clinical evidence.** Experimental Biology and Medicine, v. 237, n. 5, p. 474-80, 2012.

ANEXO

MINISTÉRIO DA EDUCAÇÃO
UNIVERSIDADE FEDERAL DO PIAUÍ
PRÓ-REITORIA DE PESQUISA
COMITÊ DE ÉTICA EM EXPERIMENTAÇÃO ANIMAL
Campus Universitário Ministro Petrônio Portela, Bairro Ininga, Teresina, Piauí, Brasil; CEP: 64049-550
Telefone (86) 3215-5734 _e-mail: ceeapi@ufpi.edu.br

CERTIFICADO

Certificamos que o Projeto intitulado "**Análise da possível ação da via dos canabinóides no efeito anti-inflamatório e antinociceptivo da Gabapentina na colite induzida por ácido acético em camundongos**", protocolo n° 083/15, sob a responsabilidade de **ANDRÉ LUIZ DOS REIS BARBOSA**- que envolve a produção, manutenção e/ou utilização de animais pertencentes ao filo Chordata, subfilo Vertebrata (exceto o homem), para fins de Pesquisa Científica- encontra-se de acordo com os preceitos da Lei n° 11.794, de 8 de outubro de 2008, do Decreto n° 6.899, de 15 de julho de 2009, e com as normas editadas pelo Conselho Nacional de Controle da Experimentação Animal (CONCEA), e foi **Aprovado** pela Comissão de Ética no Uso de Animais (CEUA/UFPI) da Universidade Federal do Piauí, em Reunião na presente data 23/10/2015.

Vigência do Projeto	**Novembro/ 2015 à Fevereiro/ 2016**
Espécie/Linhagem	**Camundongo heterogênico/ Swiss**
N° de Animais	**270**
Peso/ Idade	**20-35 g/ 1 mês**
Sexo	**Machos e Fêmeas**
Origem	**Biotério Setorial do Núcleo de Pesquisa em Plantas Medicinais-NPPM/CCS/UFPI.**

Teresina, 23 de Outubro de 2015.

Prof.ª Ivete L. de Mendonça
Comitê de Ética em Experimentação Animal-UFPI
Coordenadora

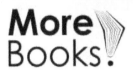
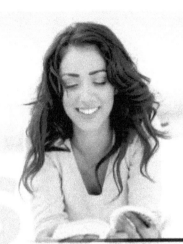 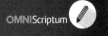

Printed in the USA
CPSIA information can be obtained
at www.ICGtesting.com
LVHW091932111223
766251LV00008B/259